Aamir Al Mosawi

Liderança médica e nos cuidados de saúde: Um curso de formação

Aamir Al Mosawi

Liderança médica e nos cuidados de saúde: Um curso de formação

ScienciaScripts

Imprint
Any brand names and product names mentioned in this book are subject to trademark, brand or patent protection and are trademarks or registered trademarks of their respective holders. The use of brand names, product names, common names, trade names, product descriptions etc. even without a particular marking in this work is in no way to be construed to mean that such names may be regarded as unrestricted in respect of trademark and brand protection legislation and could thus be used by anyone.

Cover image: www.ingimage.com

This book is a translation from the original published under ISBN 978-3-659-85373-9.

Publisher:
Sciencia Scripts
is a trademark of
Dodo Books Indian Ocean Ltd. and OmniScriptum S.R.L publishing group

120 High Road, East Finchley, London, N2 9ED, United Kingdom
Str. Armeneasca 28/1, office 1, Chisinau MD-2012, Republic of Moldova, Europe
Managing Directors: Ieva Konstantinova, Victoria Ursu
info@omniscriptum.com

Printed at: see last page
ISBN: 978-620-8-38536-1

Conteúdo

Prefácio

É amplamente reconhecido que uma liderança eficaz é essencial para que as organizações e os sistemas de saúde prestem cuidados de elevada qualidade e tenham sucesso financeiro. Percebeu-se que a qualidade da liderança é crucial para a forma como o trabalho é realizado numa organização.

As pessoas que gerem organizações de cuidados de saúde e sistemas de saúde necessitam de capacidade e competências de liderança porque dependem dos seus empregados para uma execução eficaz do trabalho.

A falta de uma compreensão adequada dos elementos essenciais da liderança médica e da liderança nos cuidados de saúde pode fazer com que os profissionais de saúde e os médicos que não têm responsabilidades de gestão óbvias não consigam assumir papéis de liderança na medicina e nos cuidados de saúde, o que resulta na criação de um fosso entre eles e os gestores.

O objetivo deste livro é descrever um curso de formação acreditado intitulado "Liderança Médica e dos Cuidados de Saúde", que servirá como um compêndio e um guia útil para os formadores profissionais que trabalham nesta área. Os conhecimentos e competências adquiridos durante o curso ajudarão os participantes a pensar e a trabalhar para melhorar as práticas médicas e os serviços de saúde nas suas organizações e instituições.

INFORMAÇÕES SOBRE O CURSO

TÍTULO DO CURSO: LIDERANÇA MÉDICA E NA ÁREA DA SAÚDE

Duração do curso: cinco dias.

Local do curso:

Acreditação: Sede iraquiana do Painel Internacional de Cientistas do Copernicus.

Língua do curso: Inglês

Categoria do curso: Este é um curso de desenvolvimento que é considerado um curso básico de curta duração que tem como objetivo introduzir os princípios básicos.

Tipo de curso: Interativo com períodos de discussão e comentários após cada tópico ou módulo.

Participantes: médicos, dentistas, farmacêuticos e enfermeiros universitários. **Formador:** Professor Aamir Jalal Al Mosawi, médico conselheiro e formador profissional especializado.

Objectivos: Fornecer aos participantes os princípios essenciais da liderança médica e dos cuidados de saúde através de breves palestras, apresentações, actividades, estudos de casos e relatórios em vídeo. Os conhecimentos e competências adquiridos durante o curso ajudarão o participante a pensar e a trabalhar para melhorar as práticas médicas e os serviços de saúde nas suas instituições.

Métodos de formação: As fichas de trabalho da sessão de formação serão utilizadas em associação com outras actividades de formação, tais como mini-palestras e apresentações, actividades e estudos de casos, e relatórios em vídeo.

Pontuação final: 25% sobre a assiduidade e a participação diária. O teste escrito representa 75% da nota final.

PROGRAMA DO CURSO

DIA UM

Boas-vindas e visão geral do curso e acreditação de um curso de formação.

Atividade para quebrar o gelo.

Palestras e actividades introdutórias.

Módulo-1: A necessidade de cursos de desenvolvimento de liderança em medicina e cuidados de saúde.

Apresentação das fichas de trabalho do primeiro dia.

DIA DOIS

Módulo-2: Liderança em contextos médicos e de cuidados de saúde

Módulo 3: Compreender os conceitos de liderança e gestão.

Módulo 4: Gestão

Módulo 5: Liderança e gestão dos cuidados de saúde

Módulo 6: Gestão dos cuidados de saúde e práticas e qualidades de liderança.

DIA TRÊS

Módulos 7: Liderança médica

A origem do conceito de liderança médica

Reflexão sobre liderança

Porquê a liderança médica?

A necessidade de liderança médica nos países desenvolvidos **Módulo 8: Compreender a necessidade de conhecimentos para os líderes médicos** Inovação: o papel dos líderes médicos

Sessão de relatórios em vídeo

Módulo 9: Aprendizagem de competências de liderança médica

Módulo 10: Inovação em medicina: O papel dos líderes médicos.

Estudo de caso-1: Inovação no ciclo do medicamento

Módulo 11: Atributos-chave dos líderes médicos

Módulo 12: Relevância dos conceitos de liderança em geral para a liderança médica e dos cuidados de saúde

Como funciona a liderança médica

DIA QUATRO

Módulos 13: Componentes comuns da liderança médica e dos cuidados de saúde e liderança em geral.

Módulo 14: Caraterísticas práticas da liderança em geral.

Módulo 15: Traços gerais de liderança relevantes para os líderes médicos.

Módulo 16: A prática da Liderança.

Módulo 17: Liderança médica vs. liderança em geral.

Módulo 18: Relevância das ideias gerais de liderança para a liderança médica.

Módulo 19: Ideias de líderes em medicina e cuidados de saúde

Módulo 20: Ambiente de liderança médica e de cuidados de saúde.

Módulo-21: Questões relacionadas com o sistema de saúde

Módulo 22: Dirigentes e gestão médica e dos cuidados de saúde.

DIA CINCO

Exame final do curso: O objetivo principal é consolidar os conhecimentos adquiridos durante o curso. O teste representa 75% da nota total do curso. **Fonte:** Todas as questões são retiradas da apresentação em power point feita durante o curso.

Formato: perguntas de escolha múltipla (MCQs).

DIA UM SLIDES

Principais objectivos do curso

O principal objetivo deste curso é introduzir os principais princípios e conceitos de liderança médica e liderança em cuidados de saúde e fornecer a compreensão necessária dos conceitos relacionados com a gestão de cuidados de saúde e liderança em enfermagem. Além disso, o curso fornecerá a compreensão essencial e necessária dos princípios de gestão e liderança em geral.

Descrição geral do curso

Este curso é um curso intensivo de curta duração, concebido de forma a que os participantes adquiram conhecimentos e competências através da frequência de todas as horas do curso. A assiduidade é muito importante; um empenho perfeito no curso garantirá o sucesso e o benefício desejado.

Atividade para quebrar o gelo

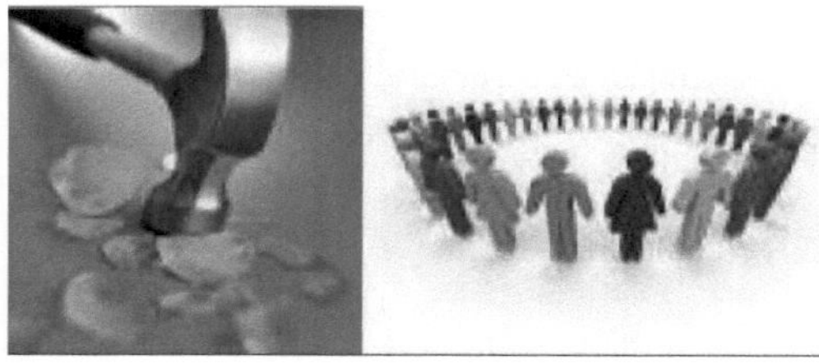

Atividade para quebrar o gelo

Tornou-se ortodoxo começar os cursos com uma atividade para quebrar o gelo, em que os participantes se apresentam e fazem um breve relato das suas experiências relevantes para o tema do curso.

Palestra introdutória: Formação para o desenvolvimento em contextos médicos e de cuidados de saúde

A formação profissional é uma atividade que se centra e é avaliada em função do posto de trabalho que um indivíduo ocupa. Quando os médicos se formam nas escolas de medicina, têm os conhecimentos, mas não têm as competências.

Formação para o desenvolvimento em contextos médicos e de cuidados de saúde

A formação durante o internato de rotação é um exemplo clássico de formação médica profissional que tem por objetivo fornecer aos participantes as competências básicas necessárias para o desempenho das suas funções ou desenvolver novas competências.

Palestra introdutória: Formação para o desenvolvimento em contextos médicos e de cuidados de saúde

A formação para o desenvolvimento é uma atividade que se centra nas actividades em que os indivíduos de uma organização ou instituição podem participar ou contribuir no futuro.

ACTIVIDADE

Participou num "Curso de Formação para o Desenvolvimento"?

Pode dar exemplos de cursos de formação para o desenvolvimento

Formação para o desenvolvimento em contextos médicos e de cuidados de saúde

A preparação de um médico para ser formador numa determinada área pode exigir a sua inscrição num curso de desenvolvimento denominado curso de formação de formadores (TOT).

Formação para o desenvolvimento em contextos médicos e de cuidados de saúde

A preparação de um médico para ser gestor ou diretor de um hospital exige a sua inscrição num curso ou cursos de formação em gestão hospitalar.

Palestra introdutória: Formação para o desenvolvimento em contextos médicos e de cuidados de saúde

Desenvolver os profissionais de saúde para que compreendam melhor o ambiente dos cuidados de saúde e sejam mais capazes de se adaptarem ao ambiente dos cuidados de saúde em constante mudança e para lhes permitir serem mais criativos pode exigir a sua inscrição num **curso** ou cursos **de formação em liderança médica e liderança nos cuidados de saúde.**

ACTIVIDADE

O desenvolvimento é uma atividade que incide sobre as actividades em que os indivíduos de uma organização ou instituição podem participar ou contribuir no futuro.

Quais são, na sua opinião, as actividades futuras para as quais os cursos de liderança médica e de saúde pretendem preparar os participantes?

Cursos de desenvolvimento

Cursos de liderança médica e de cuidados de saúde

É verdade que os cursos de liderança médica e de cuidados de saúde podem fazer parte de um programa de formação de desenvolvimento para gestores em contextos médicos e de cuidados de saúde, mas todos os profissionais médicos e de saúde precisam de ter estes cursos, independentemente de virem ou não a desempenhar funções de gestão.

Cursos de desenvolvimento

Cursos de liderança médica e de cuidados de saúde

Os cursos de liderança na área da medicina e dos cuidados de saúde têm geralmente como objetivo preparar os participantes para as futuras actividades relacionadas com a inovação na organização e introduzir avanços na prática de uma forma bem organizada.

Formação para o desenvolvimento em contextos médicos e de cuidados de saúde

A formação para o desenvolvimento deve apoiar os objectivos estratégicos da organização. Por exemplo, se o objetivo de uma organização médica é permitir que os empregados obtenham certificados superiores noutros países, a formação dos empregados em várias línguas pode ajudar a atingir este objetivo.

Formação para o desenvolvimento em contextos médicos e de cuidados de saúde

Se um hospital tem como objetivo atrair doentes (clientes) de outras regiões geográficas, a formação dos funcionários em várias línguas pode ajudar a atingir esse objetivo.

Módulo-1: A necessidade de cursos de desenvolvimento de liderança em medicina e cuidados de saúde

A falta de uma compreensão adequada dos elementos essenciais da liderança médica e da liderança nos cuidados de saúde pode fazer com que os profissionais de saúde e os médicos que não têm responsabilidades de gestão óbvias sejam incapazes ou tenham relutância em assumir papéis de liderança na medicina e nos cuidados de saúde, o que leva à criação de um fosso entre eles e os gestores.

A necessidade de liderança no sector da saúde

É amplamente reconhecido que uma liderança eficaz é essencial para que as organizações e os sistemas de saúde prestem cuidados de saúde de elevada qualidade e tenham sucesso financeiro.

É amplamente reconhecido que a qualidade da liderança é crucial para a forma como o trabalho é realizado numa organização ou instituição de cuidados de saúde.

A necessidade de liderança no sector da saúde

As pessoas que gerem organizações de cuidados de saúde e sistemas de saúde necessitam de capacidade e competências de liderança porque dependem dos seus empregados para uma execução eficaz do trabalho.

FICHA DE TRABALHO DO DIA 1: DESENVOLVIMENTO FORMAÇÃO E CURSOS DE LIDERANÇA MÉDICA E DE SAÚDE

ESCOLHER A RESPOSTA MAIS ADEQUADA

1-Qual das seguintes afirmações é verdadeira relativamente à formação e aos cursos de formação:

A-Formação para o desenvolvimento é uma atividade que se centra e é avaliada em relação ao posto de trabalho que um indivíduo ocupa.

A formação B durante a residência de rotação é um exemplo clássico de formação médica de desenvolvimento.

A formação para o desenvolvimento é uma atividade que incide sobre as actividades em que os indivíduos de uma organização podem participar ou contribuir no futuro.

D-Todas as anteriores.

E-A e C.

2-Os cursos de formação em liderança médica e em desenvolvimento da liderança no sector da saúde têm geralmente como objetivo

A-Desenvolver os profissionais de saúde para que compreendam melhor o ambiente de saúde.

B-Desenvolver os profissionais de saúde para que sejam mais capazes de se adaptarem a um ambiente de saúde em constante mudança.

C-Desenvolver os profissionais de saúde para que compreendam melhor o ambiente dos cuidados de saúde e sejam mais criativos

D-Todas as anteriores.

E-A e C.

3-Qual das seguintes afirmações é verdadeira relativamente aos cursos de liderança médica e de cuidados de saúde:

Os cursos de liderança em medicina e saúde têm geralmente como objetivo preparar os participantes para as futuras actividades relacionadas com a inovação na organização.

B-Os cursos de liderança médica e de saúde têm geralmente como objetivo preparar os participantes para serem capazes de introduzir avanços na prática de uma forma organizada.

Os cursos de liderança médica e de cuidados de saúde podem fazer parte de um programa de formação de desenvolvimento para gestores em contextos médicos e de cuidados de saúde.

D-Todos os profissionais da área médica e da saúde precisam de ter estes cursos, independentemente de virem a desempenhar funções de gestão.

E- Todas as anteriores.

4-Qual das seguintes afirmações é verdadeira relativamente à formação para o desenvolvimento:

A- A formação para o desenvolvimento deve apoiar os objectivos estratégicos da organização.

B-Um exemplo de formação para o desenvolvimento é um curso de formação em gestão hospitalar.

C-Um exemplo de formação de desenvolvimento para médicos é um curso TOT para formar formadores em determinados domínios.

D-Todas as anteriores.

E-A e C.

5-Qual das seguintes afirmações é verdadeira relativamente à liderança médica e dos cuidados de saúde:

A-A liderança efectiva é essencial para que as organizações e os sistemas de saúde prestem cuidados de elevada qualidade e tenham êxito financeiro. B-As pessoas que gerem organizações e sistemas de saúde necessitam de competências de liderança porque dependem de outras pessoas para um desempenho eficaz do trabalho.

C-A qualidade da liderança é crucial para a forma como o trabalho é realizado numa organização.

D-Todas as anteriores.

E-A e C.

Módulo-2: Liderança em contextos médicos e de cuidados de saúde

Objectivos de aprendizagem: Após este módulo, espera-se que os participantes tenham uma compreensão adequada das variedades de liderança em contextos médicos e de cuidados de saúde.

Liderança em contextos médicos e de cuidados de saúde

Os líderes dos cuidados de saúde e os líderes médicos devem ter uma compreensão adequada dos princípios e conceitos de:

Gestão

Liderança

Gestão de cuidados de saúde

Liderança em enfermagem

Liderança médica

Liderança em contextos médicos e de cuidados de saúde

Os conceitos de gestão e de liderança são os conceitos mais antigos e originais. A utilização específica dos conceitos de gestão e de liderança nos domínios da medicina e da enfermagem e dos cuidados de saúde deu origem ao aparecimento dos conceitos de

Gestão de cuidados de saúde

Liderança no sector da saúde

Liderança médica

Liderança em enfermagem

Liderança em contextos médicos e de cuidados de saúde

A aplicação metodológica científica dos conceitos de gestão e de liderança nos domínios da medicina e dos cuidados de saúde deu origem ao aparecimento das disciplinas de

Gestão de cuidados de saúde

Liderança no sector da saúde

Liderança médica

Liderança em enfermagem

Liderança em contextos médicos e de cuidados de saúde

Os líderes médicos e de cuidados de saúde devem ter uma compreensão adequada dos princípios básicos da liderança médica, da liderança nos cuidados de saúde, da liderança em enfermagem e dos papéis e qualidades dos líderes médicos, de cuidados de saúde e de enfermagem, uma vez que têm de cooperar com eles e apoiá-los.

ACTIVIDADE

O que é que torna a liderança médica muito distinta de outras disciplinas de

Gestão (em geral)

Liderança (em geral)

Gestão de cuidados de saúde

Liderança no sector da saúde

Liderança em contextos médicos e de cuidados de saúde

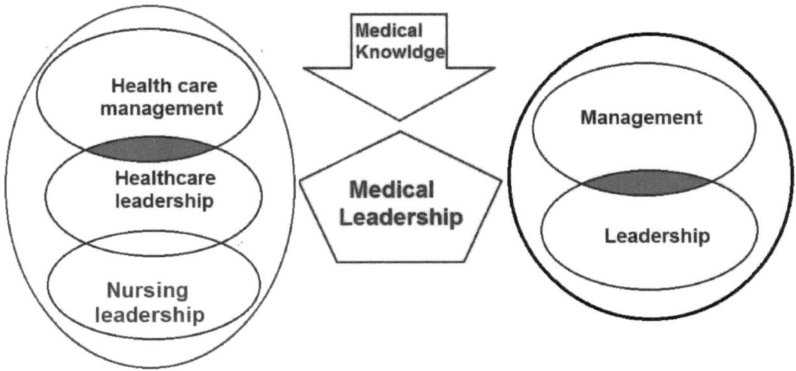

Liderança médica

A necessidade absoluta de conhecimentos médicos para praticar a liderança médica é o que torna a liderança médica carateristicamente distinta e a distingue de outras disciplinas relacionadas com a liderança nos cuidados de saúde.

ACTIVIDADE

A necessidade de conhecimentos médicos para exercer a liderança médica é absolutamente obrigatória para exercer a liderança médica.

O que é que isso significa?

Liderança médica

A liderança médica também é chamada:

Liderança em medicina

Liderança médica

Liderança médica clínica

Liderança em enfermagem

Os gestores e dirigentes dos cuidados de saúde supervisionam geralmente os serviços de enfermagem e devem estar familiarizados com os seus princípios.

A liderança em enfermagem pode ser definida como

Um processo de influência interpessoal em que o doente ajuda a atingir um objetivo de melhoria do bem-estar.

Liderança em enfermagem

As principais práticas de liderança em enfermagem são:

Liderança da equipa de enfermagem.

Ensino e educação dos doentes.

Liderança em enfermagem

As principais componentes da liderança da equipa de enfermagem são a atribuição de pessoal e a motivação da equipa.

A principal função do chefe da equipa de enfermagem consiste em determinar o número de elementos do pessoal para cada tarefa e organizar o seu trabalho de modo a poderem prestar cuidados adequados a todos os doentes.

Liderança em enfermagem

O ensino e a educação dos doentes do ponto de vista da liderança em enfermagem são geralmente definidos como uma interação dinâmica entre o enfermeiro e o doente.

Módulo 3: Compreender os conceitos de liderança e gestão

Os conceitos de gestão e de liderança são os conceitos mais antigos e originais. A utilização específica dos conceitos relevantes de gestão e liderança nos domínios da medicina e da enfermagem e dos cuidados de saúde resultou no aparecimento dos conceitos de

Gestão de cuidados de saúde

Liderança no sector da saúde

Liderança médica

Liderança em enfermagem

Compreender os conceitos de liderança e de gestão

A aplicação científica e metodológica dos conceitos de gestão e de liderança nos domínios da medicina e dos cuidados de saúde

resultou no aparecimento das disciplinas de

Gestão de cuidados de saúde

Liderança no sector da saúde

Liderança médica

Liderança em enfermagem

Compreender os conceitos de liderança e de gestão

Existe alguma sobreposição entre liderança e gestão, mas liderança não é gestão.

Liderança profissional ou organizacional

Neste curso, liderança significa sobretudo liderança profissional ou organizacional, que não deve ser confundida com liderança revolucionária, que se baseia em grande medida no carisma e na ideologia.

FICHA DE TRABALHO DO DIA 2 (PRIMEIRA PARTE) LIDERANÇA EM CONTEXTOS MÉDICOS E DE CUIDADOS DE SAÚDE COMPREENDER CONCEITOS

ESCOLHER A RESPOSTA MAIS ADEQUADA

1-Os dirigentes de cuidados de saúde e os dirigentes médicos devem ter uma compreensão adequada dos princípios e conceitos de:

A-Gestão e liderança em geral.

B-Liderança em enfermagem.

C-Gestão de cuidados de saúde e liderança médica.

D-A e C.

E-Todas as anteriores.

2-Os líderes médicos e dos cuidados de saúde devem ter uma compreensão adequada do seguinte

A-Os papéis e as qualidades dos líderes médicos e da área da saúde.

B-Os papéis e as qualidades dos líderes de enfermagem.

C-Os princípios básicos da liderança em enfermagem.

D-Todas as anteriores.

E-A e C.

3-Qual das seguintes afirmações é verdadeira:

A-Liderança médica é o mesmo que liderança nos cuidados de saúde.

B-A liderança médica distingue-se da liderança no sector da saúde.

C - Liderança médica é o mesmo que gestão de cuidados de saúde.

D- A e C.

E- Todas as anteriores.

4-Qual é o fator que torna a liderança médica muito distinta de outras disciplinas de gestão e liderança (em geral) e da gestão e liderança no domínio dos cuidados de saúde:

A-Compromisso do paciente

B-Carisma

C-A necessidade absoluta de conhecimentos médicos.

D-Todas as anteriores.

E-Nenhuma das anteriores.

5-A liderança médica também é chamada:

A-Liderança em medicina

B-Liderança médica

C-Liderança médica clínica

D-Todas as anteriores.

E-A e C.

6-Qual das seguintes afirmações é verdadeira:

A-Uma das principais práticas de liderança em enfermagem é o ensino e a educação dos doentes.

B-Uma das principais práticas de liderança em enfermagem é a liderança de equipas, que inclui a atribuição de pessoal de enfermagem e a motivação da equipa.

A liderança em enfermagem pode ser definida como um processo de influência interpessoal em que o doente é ajudado a atingir o seu objetivo de melhorar o seu bem-estar.

D-A e C.

E- Todas as anteriores.

Gestão

A gestão produz ordem e coerência (estabilidade). Preocupa-se com:

Administração e manutenção.

Planeamento e orçamentação.

Organização e pessoal.

Controlo e resolução de problemas diários.

Processos de gestão

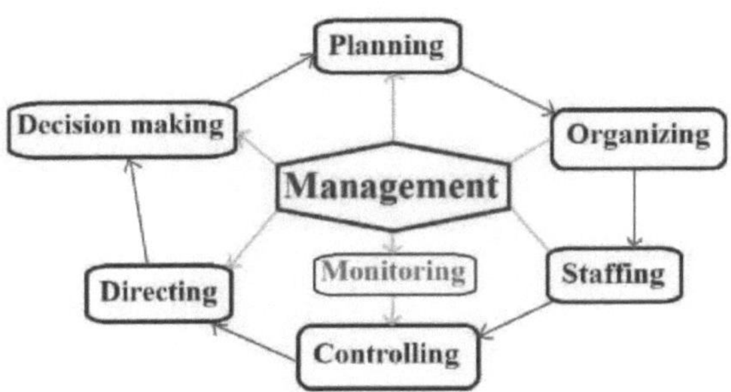

Gestão perfeita e desenvolvimento e melhoria organizacional

Na maior parte dos casos, gestores altamente qualificados e decentes que façam o seu trabalho na perfeição e com precisão não conduzirão a um desenvolvimento e a uma melhoria notáveis na organização e é por isso que a liderança é necessária em qualquer organização.

DIA DOIS DIAPOSITIVOS (PARTE DOIS)

Liderança

A liderança dá orientações e está associada a mudanças para melhor e a inovações.

Os líderes definem orientações, estabelecem uma visão e estratégias.

Liderança vs. gestão

A liderança é uma questão de orientação, enquanto a gestão é responsável pela manutenção das rotinas e pela resolução dos problemas quotidianos.

A gestão consiste em obter ou produzir resultados aceitáveis numa condição conhecida.

A liderança consiste em mudar a ordem das coisas.

A interação entre gestão e liderança processes

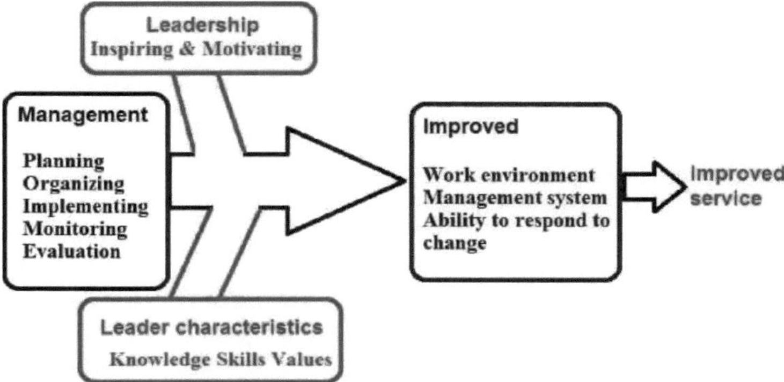

A interação entre os processos de gestão e de liderança

A liderança não pode funcionar na ausência de gestão, uma vez que a gestão proporciona um ambiente ótimo e organizado e o pano de fundo para a orientação dos líderes que contribuem para uma mudança para melhor e para o desenvolvimento através da introdução de inovações.

A interação entre os processos de gestão e de liderança

Tanto a gestão como a liderança são necessárias em todas as organizações.

Módulo 4: Gestão

Os líderes médicos e dos cuidados de saúde devem aplicar os conceitos e processos de liderança relevantes ao domínio específico da medicina e dos cuidados de saúde.

Os gestores de cuidados de saúde devem aplicar os princípios e processos de gestão relevantes ao domínio específico dos cuidados de saúde.

Definição de gestão

Existem muitas definições aceitáveis de gestão.

A gestão pode ser definida como o ato de reunir pessoas ou trabalhadores para atingir as metas e os objectivos desejados.

Definição de gestão

A gestão também pode ser definida como a organização e a coordenação das actividades de uma organização, de acordo com determinadas políticas, com vista à realização de objectivos claramente definidos.

A gestão é "arte e ciência"

A gestão é a arte de fazer com que o trabalho seja realizado através de pessoas ou empregados com satisfação para as partes interessadas, empregadores, empregados e público, orientando, dirigindo, coordenando e controlando todos os esforços para o cumprimento dos objectivos.

A gestão tem uma base científica

A gestão é uma função executiva que dirige ativamente os esforços das pessoas ou dos trabalhadores para objectivos comuns.

A principal caraterística científica da gestão é a integração e a aplicação de conhecimentos para desenvolver e aplicar abordagens analíticas.

Uma gestão bem sucedida

A realização de objectivos é a chave para uma gestão bem sucedida.

Os objectivos são atingidos através da utilização dos recursos disponíveis, tais como recursos humanos e financeiros, e de um planeamento adequado.

Funções de gestão

1. fazer previsões e planear
2. para organizar
3. para comandar
4. para coordenar
5. Controlar (através da receção de feedback sobre um processo, a fim de efetuar os ajustamentos necessários).

Os 14 princípios da gestão

1-Divisão do trabalho

Este princípio está associado à especialização, que aumenta a produção ao tornar os trabalhadores mais eficientes.

Este princípio é muito relevante para a prática da gestão dos cuidados de saúde e da liderança médica.

Os 14 princípios da gestão

2-Autoridade

Os gestores devem poder dar ordens. A autoridade dá-lhes esse direito.

A responsabilidade deve estar sempre associada à autoridade.

Os líderes médicos precisam de autoridade científica para desempenhar o seu papel, como aprenderemos nos próximos módulos.

Os 14 princípios da gestão

3-Disciplina

Os colaboradores devem obedecer e respeitar as regras que regem a organização ou instituição.

A adesão às disciplinas e regulamentos é o resultado de uma liderança eficaz, de um entendimento claro entre a direção e os empregados relativamente às regras da organização e da utilização judiciosa de sanções para as infracções às regras.

Os seguidores dos líderes médicos respeitam geralmente a autoridade científica do líder médico.

Os 14 princípios da gestão

3-Disciplina

Os empregados devem obedecer e respeitar as regras que regem a organização e o gestor que adere às regras e regulamentos da organização.

Os seguidores dos líderes médicos respeitam geralmente a autoridade científica do líder médico e tomam-no como um exemplo a seguir, em vez de lhe obedecerem.

Os 14 princípios da gestão

4-Unidade de comando

Cada empregado deve receber ordens de apenas um superior, como de cima para baixo numa organização.

Os 14 princípios da gestão

4-Unidade de comando

Os líderes médicos geralmente não dão ordens para desempenharem as suas funções.

Os seguidores dos líderes médicos devem poder determinar as suas autoridades científicas. Muitas universidades e instituições académicas utilizam atualmente o índice H calculado pelo Google Scholar e outros métodos de classificação científica.

Os 14 princípios da gestão

5-Unidade de direção

Cada grupo de actividades organizacionais com o mesmo objetivo deve ser dirigido por um único gestor, utilizando um único plano.

Os 14 princípios da gestão

6-Subordinação dos interesses individuais ao interesse geral

Os interesses de um empregado ou de um grupo de empregados não devem ter precedência sobre os interesses da organização como um todo.

Os 14 princípios da gestão

7-Remuneração

Os trabalhadores devem receber um salário justo pelos seus serviços.

Os 14 princípios da gestão

8-Grau ótimo de centralização

Os subordinados são envolvidos na tomada de decisões no grau adequado. O facto de a tomada de decisão ser centralizada (para a gestão) ou descentralizada (para os subordinados) é uma questão de proporção adequada. A tarefa é encontrar a proporção adequada para cada situação.

Os 14 princípios da gestão

Corrente de 9 escalares

A linha de autoridade desde a direção de topo até aos escalões mais baixos representa a cadeia escalar. As comunicações devem seguir esta cadeia.

Se o seguimento da cadeia criar atrasos, o papel da liderança é permitir a comunicação cruzada, permitindo que os superiores sejam mantidos informados.

Neste caso, a liderança deve efetuar as mudanças necessárias que conduzam a melhorias.

Os 14 princípios da gestão

Encomenda de 10

As pessoas e os materiais devem estar no sítio certo à hora certa.

Os 14 princípios da gestão

11-Equidade

Os diretores devem ser amáveis e justos para com os seus subordinados.

Os 14 princípios da gestão

12-Estabilidade do mandato do pessoal

A elevada rotação dos trabalhadores é um suspiro de uma gestão ineficaz.

A administração deve assegurar um planeamento ordenado do pessoal e garantir a disponibilidade de substitutos para preencher as vagas.

Os 14 princípios da gestão

13-Iniciativa

Os trabalhadores que são autorizados a criar e a executar planos irão exercer um elevado nível de esforço.

Os 14 princípios da gestão

14-Espírito de corpo

Promover o espírito de equipa para criar harmonia e unidade na organização.

FICHA DE TRABALHO DO DIA 2 (SEGUNDA PARTE) GESTÃO E LIDERANÇA

ESCOLHER A RESPOSTA MAIS ADEQUADA

1-Qual das seguintes afirmações é verdadeira:

R - Existe alguma sobreposição entre liderança e gestão, mas liderança não é gestão.

B-A gestão produz ordem e coerência.

A gestão C dá orientações e produz mudanças e inovações.

D-Todas as anteriores.

E-Nenhuma das anteriores

2-A gestão preocupa-se com:

A-Administração e manutenção.

B-Planeamento e orçamentação.

C-Organização e pessoal.

D-Controlar e resolver os problemas quotidianos.

E-Nenhuma das anteriores.

F-Todas as anteriores

3-Qual das seguintes afirmações é verdadeira:

Os líderes A estabelecem a direção, definem a visão e as estratégias.

A liderança B consiste em mudar a ordem das coisas.

C-Gestão é a produção de resultados aceitáveis em condições conhecidas.

D - A liderança tem a ver com a orientação, enquanto a gestão se preocupa com a manutenção das rotinas e a resolução dos problemas quotidianos E - Todas as anteriores.

4-Qual das seguintes afirmações é verdadeira:

A-Gestão pode ser definida simplesmente como o ato de reunir os trabalhadores para atingir as metas e objectivos desejados.

B-A gestão pode ser definida como a organização e a coordenação das actividades de uma organização, de acordo com determinadas políticas, com vista à realização de objectivos claramente definidos.

C-Gestão é a arte de fazer o trabalho através das pessoas com satisfação para as partes interessadas, empregador, empregado e público, orientando, dirigindo, coordenando e controlando os esforços humanos para a realização dos objectivos.

D- Existem muitas definições aceitáveis de gestão.

E- Todas as anteriores.

5-Qual das seguintes afirmações é <u>falsa</u>:

A-Gestão é uma função executiva que dirige ativamente os esforços dos trabalhadores para objectivos comuns.

B-A principal caraterística científica da gestão é a integração e a aplicação de conhecimentos para desenvolver e utilizar abordagens analíticas.

A realização do objetivo C é a chave para uma gestão bem sucedida.

D-Os objectivos são cumpridos através da utilização dos recursos disponíveis, tais como recursos humanos e financeiros, e de um planeamento adequado.

Os líderes da medicina e dos cuidados de saúde devem aplicar os conceitos e processos de gestão ao domínio específico da medicina e dos cuidados de saúde.

F-Todas as anteriores.

6-As funções de liderança incluem:

A- Organizar

B- Para comandar

C- Coordenar

D- Para controlar

E- Todas as anteriores.

F-Nenhuma das anteriores.

DIA DOIS DIAPOSITIVOS (PARTE TRÊS)

Módulo 5: Liderança e gestão dos cuidados de saúde

Os líderes dos cuidados de saúde devem aplicar os conceitos e processos de liderança relevantes ao domínio específico dos cuidados de saúde.

Os gestores de cuidados de saúde devem aplicar os princípios e processos de gestão relevantes ao domínio específico dos cuidados de saúde.

Gestão de cuidados de saúde

A gestão dos cuidados de saúde descreve essencialmente a gestão e a administração geral dos hospitais e dos sistemas de saúde públicos, adoptando sobretudo os elementos relevantes da gestão geral.

Gestão de cuidados de saúde

A gestão dos cuidados de saúde é também designada por

Gestão de serviços médicos e de saúde Gestão de sistemas de cuidados de saúde.

Gestão dos sistemas de saúde.

Administração da saúde.

Práticas de gestão dos cuidados de saúde

Gestão dos serviços de saúde e prestação de cuidados de saúde.

Gestão dos recursos humanos.

Gestão de dados clínicos e gestão da informação hospitalar.

DIA DOIS DIAPOSITIVOS (PARTE TRÊS)

Práticas de gestão dos cuidados de saúde

Economia dos cuidados de saúde, incluindo a gestão financeira e a contabilidade analítica dos hospitais.

Planeamento de instituições de cuidados de saúde.

Gestão da qualidade.

Práticas de liderança no sector da saúde

Criar e partilhar uma visão que vise a melhoria dos serviços.

Envolver a equipa e inspirar um objetivo comum.

Desenvolvimento de capacidades.

Criar responsabilidade.

Avaliar a informação.

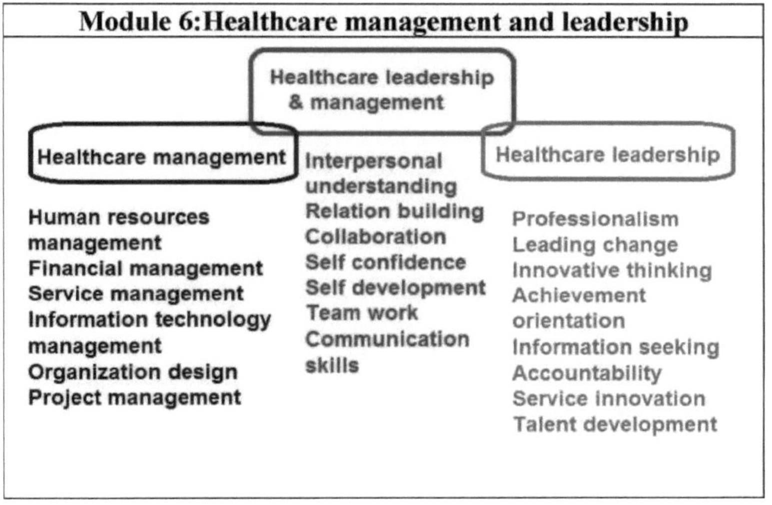

FICHA DE TRABALHO DO DIA 2 (TERCEIRA PARTE) GESTÃO E LIDERANÇA NO DOMÍNIO DOS CUIDADOS DE SAÚDE

ESCOLHER A RESPOSTA MAIS ADEQUADA

1-Qual das seguintes afirmações é verdadeira:

A-Gestão de cuidados de saúde descreve essencialmente a gestão e administração geral de hospitais e sistemas públicos de saúde.

B-A gestão dos cuidados de saúde é também designada por gestão dos serviços médicos e de saúde

C-Os gestores de cuidados de saúde devem aplicar os princípios e processos de gestão ao domínio específico dos cuidados de saúde.

D-A e C.

E-Todas as anteriores.

F-Nenhuma das anteriores.

2-As práticas de liderança nos cuidados de saúde incluem:

A-Gestão dos serviços de saúde e prestação de cuidados de saúde.

B- Gestão dos recursos humanos.

C-Gestão de dados clínicos e gestão da informação hospitalar.

D - Economia dos cuidados de saúde, incluindo a gestão financeira e a contabilidade analítica dos hospitais.

E-Todas as anteriores.

F-Nenhuma das anteriores.

3-As práticas de liderança nos cuidados de saúde incluem:

A- Criar e partilhar uma visão que vise a melhoria dos serviços.

B- Envolver a equipa e inspirar um objetivo comum.

C- Desenvolvimento de capacidades.

D- Criar uma responsabilidade e avaliar a informação.

E-Todas as anteriores.

F-Nenhuma das anteriores.

ACTIVIDADE: Fazer corresponder cada prática, caraterística ou qualidade à disciplina mais adequada e mais relevante:

A. Liderança no domínio dos cuidados de saúde **B.** Gestão dos cuidados de saúde **C.** A e B

1-Gestão dos recursos **humanos**	Conceção **da** organização
2- Compreensão **interpessoal**	**12-** Auto-desenvolvimento
3-Gestão de **serviços**	13-Desenvolvimento de **talentos**
4-Liderar a mudança	14-Trabalho em **equipa**
5-Gestão **financeira**	15-Gestão de **projectos**
6-Construção de **relações**	**16-** Colaboração
7-Profissionalismo	17-Competências **de comunicação**
8-Pensamento **inovador**	18-Inovação **de serviços**
9-Autoconfiança	19-Responsabilidade
10-Gestão das tecnologias **da informação**	20-Orientação **para o acolhimento**

DIA TRÊS DIAPOSITIVOS (PARTE UM)

Módulos 7: Liderança médica

A liderança médica também é chamada:

Liderança em medicina

Liderança médica

Liderança médica clínica

A origem do conceito de liderança médica

Nas últimas 5 décadas, assistiu-se a uma explosão dos conhecimentos médicos, a uma inovação dramática nas terapias e nos procedimentos cirúrgicos e à gestão de doenças que anteriormente eram fatais, com capacidades clínicas cada vez mais avançadas no horizonte.

A origem do conceito de liderança médica

Apesar disso, muitos especialistas em sistemas de saúde acreditam que os cuidados de saúde em muitos países desenvolvidos, como os EUA, estão a ficar aquém das dimensões básicas de qualidade, resultados, custos e equidade.

A origem do conceito de liderança médica

Muitos peritos consideram que o conhecimento médico disponível é muito raramente aplicado para melhorar a experiência dos cuidados de saúde e que a informação gerada pela experiência dos cuidados de saúde é muito raramente utilizada para melhorar o conhecimento disponível.

DIA TRÊS DIAPOSITIVOS (PARTE UM)

Transferência de novos conhecimentos médicos para a prática

Os sistemas tradicionais de gestão dos cuidados de saúde, que são supostamente responsáveis pela transferência de novos conhecimentos médicos para as organizações de cuidados de saúde, foram considerados como estando a falhar, mesmo nos países desenvolvidos.

Transferência de novos conhecimentos médicos para a prática

Muitos especialistas concordaram que os gestores de cuidados de saúde num país como os EUA eram altamente qualificados, experientes e faziam o seu trabalho corretamente. Apesar disso, havia um fracasso constante na introdução de novos conhecimentos, avanços e inovações na prática das organizações de saúde.

O sistema de saúde é sobregerido, mas mal dirigido

Muitos peritos estavam convencidos de que o sistema de saúde e muitas instituições de saúde são geridos de forma excessiva ou, pelo menos, bem geridos, mas mal dirigidos.

Warren Bennis

As organizações que fracassam são geridas de forma excessiva e mal dirigidas.

As organizações declinam porque as pessoas se esquecem do que é importante.

DIA TRÊS DIAPOSITIVOS (PARTE UM)

O diagnóstico foi efectuado

A perceção da falta de liderança médica levou ao surgimento do conceito original de liderança médica.

Foi sublinhado que os gestores altamente qualificados não podem dirigir os sistemas de saúde.

Qual foi o problema?

Os estudos sobre a gestão dos cuidados de saúde nos EUA reconheceram que os médicos e outros profissionais de saúde envolvidos nos cuidados aos doentes trabalhavam diligentemente para prestar cuidados de elevada qualidade e com compaixão aos seus doentes.

Qual foi o problema?

O problema não era que não estivessem a trabalhar o suficiente e precisassem de sistemas de gestão mais rigorosos, o problema não era que não tivessem um conhecimento adequado dos avanços e inovações feitos nos centros de investigação e nas universidades, ou que não pudessem aprender sobre isso.

Qual foi o problema?

O problema era que o sistema de gestão não apoiava adequadamente os profissionais de saúde a introduzir os avanços e as inovações que conhecem ou aprendem na sua prática e no seu trabalho.

DIA TRÊS DIAPOSITIVOS (PARTE UM)

A falta de liderança médica

O sistema de gestão não era eficiente na adaptação a novas descobertas, na divulgação de dados em tempo real, na organização e coordenação da quantidade considerável de investigação e recomendações e na criação de incentivos para a escolha das abordagens mais inteligentes em matéria de saúde e não apenas da ferramenta mais recente e, frequentemente, mais cara.

A falta de liderança médica

A falta de liderança médica impede os médicos de prestarem os melhores cuidados aos

seus doentes e limita a sua capacidade de aprender e melhorar continuamente.

Reflexão sobre liderança

Acha que um gestor bem qualificado com conhecimentos médicos superficiais pode dar orientações numa organização de cuidados de saúde ou iniciar a mudança e a inovação introduzindo avanços nos cuidados de saúde?

FICHA DE TRABALHO DO DIA 3 (PRIMEIRA PARTE) LIDERANÇA MÉDICA

ESCOLHER A RESPOSTA MAIS ADEQUADA

1-O aparecimento dos conceitos originais de liderança médica esteve associado às seguintes ideias:

A-Os conhecimentos médicos disponíveis são muito raramente aplicados para melhorar a experiência dos cuidados de saúde.

B-Os sistemas tradicionais de gestão dos cuidados de saúde, que deveriam ser responsáveis pela transferência de novos conhecimentos médicos para as organizações de saúde, estavam a falhar mesmo nos países desenvolvidos.

C-Muitos especialistas afirmaram que o sistema de saúde e muitas instituições de saúde nos EUA são geridos de forma excessiva ou, pelo menos, bem geridos, mas mal dirigidos.

Foi sublinhado que os gestores altamente qualificados não podem dirigir os sistemas de saúde.

E-Todas as anteriores.

2-A perceção da falta de liderança médica, que levou ao surgimento do conceito original de liderança médica, foi associada ao seguinte:

A - Os médicos e outros profissionais de saúde envolvidos nos cuidados aos doentes não estavam a trabalhar diligentemente para prestar cuidados de elevada qualidade e com compaixão aos seus doentes.

B- Os médicos e outros profissionais de saúde envolvidos na prestação de cuidados aos doentes não têm um conhecimento adequado dos avanços e das inovações realizadas nos centros de investigação e nas universidades, ou não podem tomar conhecimento dos mesmos.

C-O sistema de gestão não apoiou adequadamente os profissionais de saúde para introduzirem os avanços e as inovações que conhecem ou aprendem na sua prática e no seu trabalho.

D-Todas as anteriores.

E-Nenhuma das anteriores.

3-A perceção da falta de liderança médica, que levou ao surgimento do conceito original de liderança médica, estava associada ao seguinte:

A - O sistema de gestão não era eficiente na adaptação a novas descobertas e na divulgação de dados em tempo real.

B - O sistema de gestão não foi eficiente na organização e coordenação do enorme volume de investigação e recomendações. C - O sistema de gestão não foi eficiente na concessão de incentivos para a escolha da via mais inteligente para a saúde, e não apenas da ferramenta mais recente e frequentemente mais cara.

A falta de liderança médica impediu os médicos de prestarem os melhores cuidados aos seus doentes e limitou a sua capacidade de aprender e melhorar continuamente.

E-Todas as anteriores.

DIA 3 SLIDES (SEGUNDA PARTE)

Módulo 8: Compreender a necessidade de conhecimento dos líderes médicos

O Dr. Luis Ignaro partilhou o Prémio Nobel da Medicina com dois dos seus colegas pela sua investigação sobre o papel do óxido nítrico na redução das doenças cardíacas.

Os líderes médicos não podem liderar sem conhecimento

Já ouviu falar das descobertas do Dr. Luis Ignaro e da sua investigação e da forma como estas descobertas podem mudar as práticas num sistema de saúde.

Os líderes médicos não podem liderar sem conhecimento

O Dr. Luís utilizou a nova informação que descobriu com os seus colegas na prevenção de doenças cardiovasculares. O seu trabalho representou um avanço na prevenção de doenças cardíacas.

Objetivo de aprendizagem

Os líderes médicos não podem liderar sem conhecimento.

A necessidade absoluta de conhecimentos médicos é o que distingue a liderança médica de outras disciplinas relacionadas.

DIA TRÊS DIAPOSITIVOS (PARTE DOIS)

A liderança médica não se resume às descobertas científicas

A liderança médica não se resume a fazer descobertas científicas, mas sim a introduzir descobertas e inovações nos cuidados de saúde e na prática.

A liderança médica não se resume às descobertas científicas

As descobertas científicas do Dr. Luis Ignaro fizeram dele um líder académico científico, mas a sua capacidade e o seu trabalho para transferir novos conhecimentos e descobertas para os cuidados de saúde, para a sua prática, fizeram dele um líder médico.

Inovação: um papel dos líderes médicos

Os líderes médicos precisam de explorar primeiro o que inovar e não como inovar.

As doenças cardiovasculares são a principal causa de morte em todo o mundo?

As doenças cardiovasculares foram a causa de 17,5 milhões de mortes em 2012, ou seja, 3 em cada 10 mortes.

A necessidade de inovação

Concorda com o Dr. Luis Ignaro em que a abordagem atual do problema das doenças cardiovasculares necessita de inovação?

Os líderes médicos precisam de explorar primeiro o que inovar e não como inovar.

DIA TRÊS DIAPOSITIVOS (PARTE DOIS)

Líderes médicos: objetivo e visão

Considera que o Dr. Luis Ignaro, enquanto líder médico, conseguiu definir um caminho, um objetivo ou uma visão para as pessoas que liderava?

Qual era a visão do Dr. Ignaro?

A visão do Dr. Ignaro

O Dr. Luis Ignaro fez da sua visão o título de um livro que publicou.

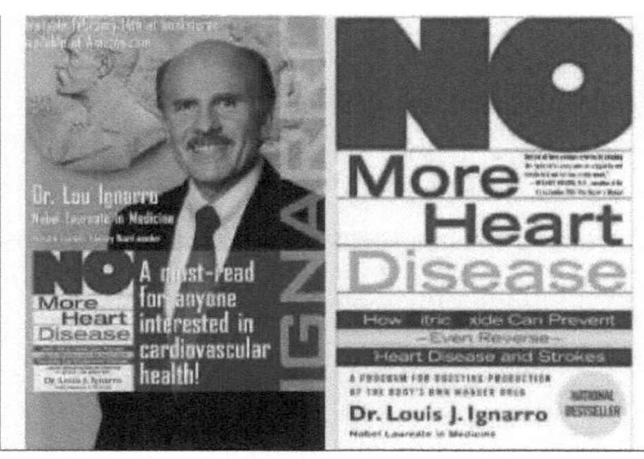

Sessão de relatórios em vídeo

1-Prémio Nobel da Medicina para o ano de 1998 (menos de 5 minutos).

2-Entrevista com um responsável médico "Dr. Luis Ignaro".

DIA TRÊS DIAPOSITIVOS (PARTE DOIS)

ACTIVIDADE

Considera que o Dr. Luis Ignaro é um líder médico excecional? Considera que os líderes médicos precisam de conhecer o trabalho do Dr. Ignaro e porquê?

Liderança médica : Motivação

Acha que o Dr. Luis Ignaro consegue motivar as pessoas a perseguir e, eventualmente, a atingir os seus objectivos?

DIA 3 FICHA DE TRABALHO (SEGUNDA PARTE) LIDERANÇA MÉDICA: O PAPEL E A NECESSIDADE DE CONHECIMENTOS

ESCOLHER A RESPOSTA MAIS ADEQUADA

1-Qual das seguintes afirmações é verdadeira:

A-Os líderes médicos não podem liderar sem conhecimento.

B-O Dr. Luis Ignaro é um líder médico que partilhou o Prémio Nobel da Medicina com dois dos seus colegas pela sua investigação sobre o papel do óxido nítrico na redução das doenças cardíacas.

C-A investigação do Dr. Luis Ignaro e as suas descobertas podem mudar as práticas num sistema de saúde.

O Dr. Luís utilizou a nova informação que descobriu com os seus colegas na prevenção de doenças cardiovasculares, e o seu trabalho representou um avanço na prevenção de doenças cardíacas.

E-Nenhuma das anteriores.

F-Todas as anteriores.

2-Qual das seguintes afirmações é verdadeira:

A-Liderança médica tem tudo a ver com descobertas científicas.

A liderança da B-Medical tem tudo a ver com a introdução de descobertas e inovações nos cuidados de saúde e na prática.

Os líderes dos médicos C precisam de explorar primeiro o que inovar e não como inovar.

D-B e C.

E-Nenhuma das anteriores.

3-Qual das seguintes afirmações é <u>falsa</u>:

A-Liderança médica não se aprende.

B-A liderança médica pode ser aprendida através do estudo de modelos de medicina (os bons e os maus).

C-A liderança médica pode ser aprendida através da experiência.

D-A liderança médica também pode ser aprendida através de um mentor.

E-Nenhuma das anteriores.

DIA TRÊS DIAPOSITIVOS (PARTE TRÊS)

Módulo 9: Aprendizagem de competências de liderança médica

A liderança médica pode ser aprendida e como?

Aprendizagem de competências de liderança médica

A liderança médica pode ser aprendida através do estudo de modelos de medicina (os bons e os maus).

A liderança médica também pode ser aprendida através da experiência.

Aprendizagem de competências de liderança médica

A liderança médica também pode ser aprendida através de um mentor.

Alguém que respeite.

Alguém a quem se pode dirigir repetidamente e numa crise.

Módulo 10: Inovação em medicina: O papel dos líderes médicos

•

A liderança médica tem tudo a ver com a introdução de descobertas, avanços e inovações nos cuidados de saúde e na prática.

DIA TRÊS DIAPOSITIVOS (PARTE TRÊS)

Ciclo de inovação na medicina

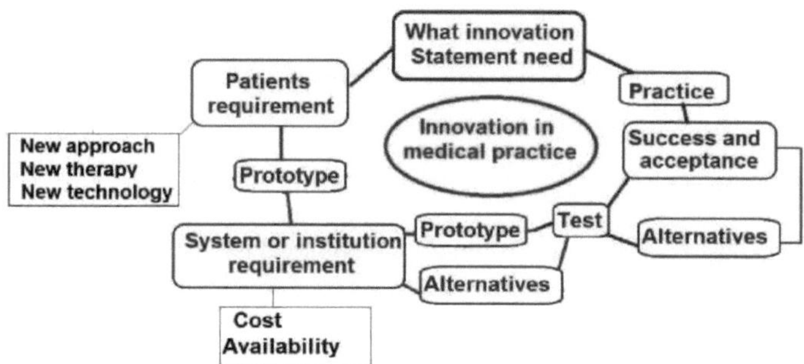

ESTUDO DE CASO-1: INOVAÇÃO NA MEDICINA CYCLE

Porquê este caso

A hiperplasia benigna da próstata (HBP) é uma doença altamente prevalente nos homens idosos, que afecta globalmente cerca de **210 milhões de** homens em 2010 (**6% da população**), pelo que é considerada um problema de saúde mundial. As taxas de incidência aumentam de 3 casos por 1000 homens-ano na idade de *45-49* anos para 38 casos por 1000 homens-ano na idade de 75-79 anos. Enquanto a taxa de prevalência é de 2,7% para os homens com idades compreendidas entre os 45 e os 49 anos, aumenta para 24% aos 80 anos.

Estudo de caso 1: O Dr. JJ é um médico que dirige uma clínica. Ao longo de vários meses, observou muitos doentes com hiperplasia benigna da próstata para os quais a cirurgia não era considerada por várias razões. Todos os doentes estavam a receber tratamento médico, incluindo finasterida 5 mg por dia, com algumas melhorias nos sintomas que não atingiam um elevado grau de satisfação dos doentes. A adição de Terazocina 2 mg por dia em alguns doentes foi associada a um alívio acentuado dos sintomas, mas à custa de hipotensão, especialmente postural, e do risco de interação com outros medicamentos, especialmente vasodilatadores e medicamentos anti-hipertensivos.

Que inovação é necessária? [Declaração de necessidade].

Uma melhor abordagem para o tratamento de doentes com hiperplasia benigna da próstata para os quais a cirurgia não é atualmente considerada.

Necessidade dos doentes

Um tratamento que controle os seus sintomas sem efeitos secundários associados e sem interação significativa com outros medicamentos.

O Dr. JJ procurou nos recursos científicos disponíveis avanços e inovações no tratamento da hiperplasia benigna da próstata. Foi determinado um protótipo e intervenções alternativas:

Protótipo: Alfuzocina 10 mg por dia

Requisito da instituição: O custo do Alfuzocin tornou-o indisponível na instituição.

Alternativas: Tamsulosina

Teste: A tansulosina foi utilizada em doentes e foi associada a problemas de ejaculação .

E agora?

Funções de liderança

O Dr. JJ estava a ter médicos em formação para ensinar e formar. Considera que o Dr. JJ representa um modelo de liderança médica útil para os seus formandos?

Considera que o Dr. JJ tem a capacidade de motivar e inspirar os seus formandos a fazerem um bom trabalho?

Considera que o modelo de liderança médica associado ao Dr. JJ é semelhante ao modelo de liderança médica associado ao Dr. Luis Ignaro?

Tem uma experiência semelhante à do Dr. JJ?

DIA TRÊS DIAPOSITIVOS (PARTE QUATRO)

Módulo 11: Atributos-chave dos líderes médicos

Conhecimentos médicos actualizados e adequados para definir uma visão realista para ajudar:

Criar novas abordagens e questões abertas.

Alterar as expectativas e estabelecer esperanças novas e concretas.

O impacto de conhecimentos médicos actualizados adequados

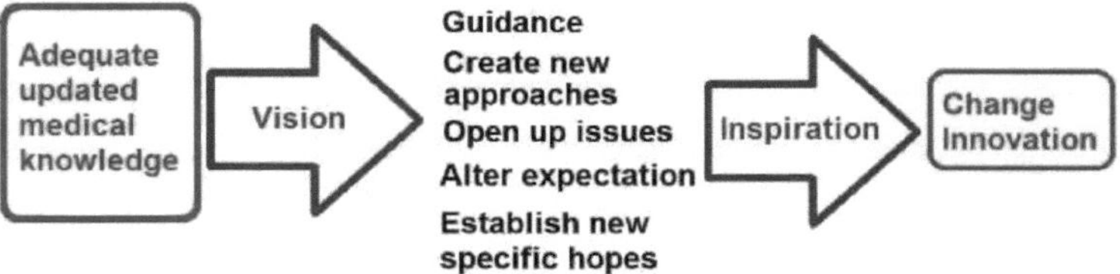

Adequate updated medical knowledge
Vision
Guidance
Create new approaches
Open up issues
Alter expectation
Establish new specific hopes
Inspiration
Change
Innovation

Atributos dos líderes médicos

Muitos líderes médicos desempenham também funções de gestão e dirigem organizações de cuidados de saúde.

Os líderes médicos também precisam de ter conhecimentos adequados sobre gestão, liderança e liderança no sector da saúde.

DIA TRÊS DIAPOSITIVOS (PARTE QUATRO)

Atributos dos líderes médicos

Para além da experiência clínica, os líderes médicos necessitam de competências de gestão e de liderança, uma vez que estas competências lhes permitem desempenhar as suas funções de liderança médica e lhes servem de base para a tomada de decisões.

Atributos dos líderes médicos

Conhecimento e sensibilização adequados para as questões de saúde actuais, locais e internacionais, e interação e resposta razoáveis a essas questões.

Módulo 12: Relevância dos conceitos de liderança em geral para a liderança médica e dos cuidados de saúde

Os conceitos de liderança médica e de liderança nos cuidados de saúde não são exatamente os mesmos conceitos de liderança em geral.

Conceitos de liderança médica e de liderança em geral

A liderança em geral é um processo de influência social em que o líder pode recrutar a ajuda e o apoio de outros para a realização de uma tarefa comum.

DIA TRÊS DIAPOSITIVOS (PARTE QUATRO)

Conceitos de liderança médica e de liderança em geral

Tanto a liderança médica como a liderança nos cuidados de saúde adoptam muitos dos conceitos de liderança em geral, mas nem todas as ideias e pensamentos de liderança em geral são relevantes para a prática da liderança médica e nos cuidados de saúde.

Conceitos de liderança médica e de liderança em geral

A liderança pode ocorrer a vários níveis de uma organização, entre organizações ou em actividades baseadas em tarefas.

Este "conceito de liderança partilhada" é comummente observado tanto na liderança médica como na liderança nos cuidados de saúde.

Conceitos de liderança médica e de liderança em geral

O conceito de Liderança Partilhada sugere que a liderança não se restringe às pessoas que desempenham funções de liderança designadas. Liderança que se manifesta através de um sentido partilhado de responsabilidade pela melhoria da prática, no caso da liderança médica, e pelo sucesso da organização e dos seus serviços, no caso da liderança dos cuidados de saúde.

Conceitos de liderança médica e de liderança em geral

Os actos ou práticas de liderança podem vir de qualquer pessoa da organização, conforme apropriado, em momentos diferentes, e centram-se na realização do grupo e não de um indivíduo. Por conseguinte, a liderança partilhada apoia ativamente o trabalho de equipa eficaz.

DIA TRÊS DIAPOSITIVOS (PARTE QUATRO)

Conceitos de liderança médica e de liderança em geral

Praticar medicina é servir na qualidade de líder ou de membro de uma equipa em várias equipas ao mesmo tempo, em qualquer altura e a muitos níveis.

Conceitos de liderança médica e de liderança em geral

Todos os médicos actuam como líderes diariamente e todos os médicos devem possuir algumas competências básicas de liderança. Alguns médicos são naturalmente melhores do que outros.

As competências de liderança podem ser aprendidas, desenvolvidas e aperfeiçoadas.

Como funciona a liderança médica

A influência da liderança médica é conseguida em grande parte através de:

Dar orientações

A contribuição para a mudança e as inovações.

Estabelecer a direção, definir a visão e as estratégias.

FICHA DE TRABALHO DO DIA 3 (TERCEIRA PARTE)

ESCOLHER A RESPOSTA MAIS ADEQUADA

1-Os principais atributos dos líderes médicos incluem:

A-Conhecimentos médicos actualizados suficientes para definir uma visão realista. B-Compreensão adequada de gestão, liderança e liderança no sector da saúde.

C-Conhecimento e sensibilização adequados para as questões de saúde actuais, locais e internacionais, e interação e resposta razoáveis a essas questões. D-Todas as anteriores.

E-Nenhuma das anteriores.

2-Qual das seguintes afirmações é <u>falsa</u>:

R-Os conceitos de liderança médica e de liderança na área da saúde não são exatamente os mesmos conceitos de liderança em geral.

B-A liderança médica é um processo de influência social em que uma pessoa pode recrutar a ajuda e o apoio de outras para a realização de uma tarefa comum.

A liderança C pode ocorrer a vários níveis de uma organização, entre organizações ou em actividades baseadas em tarefas.

D-Todas as anteriores.

E-Nenhuma das anteriores.

3-Qual das seguintes afirmações é verdadeira:

A - A liderança médica e na área da saúde adopta muitos dos conceitos de liderança em geral, mas nem todas as ideias e pensamentos de liderança em geral são relevantes para a prática da liderança médica e na área da saúde. B - Praticar medicina é servir na qualidade de líder ou de membro de uma equipa em várias equipas simultaneamente, a qualquer momento e a muitos níveis.

C-Todas as anteriores.

D-Nenhuma das anteriores.

4-Qual das seguintes afirmações é verdadeira:

A - As competências de liderança podem ser aprendidas, desenvolvidas e aperfeiçoadas.

B-Todos os médicos actuam como líderes diariamente e todos os médicos devem possuir algumas competências básicas de liderança. Alguns médicos são naturalmente melhores do que outros.

C-Todas as opções anteriores

D-Nenhuma das anteriores.

5-A influência da liderança médica é conseguida em grande parte através de:

A-Dar orientações

B - A contribuição para a mudança e as inovações.

C-Estabelecer a direção, definir a visão e as estratégias.

D-A e C.

E-Todas as anteriores.

ESTUDO DE CASO-2

NÍVEIS DE LIDERANÇA MÉDICA.

A NECESSIDADE DE COMPETÊNCIAS DE LIDERANÇA MÉDICA PARA TODOS OS MÉDICOS.

O Dr. JJ é um residente de pediatria do primeiro ano num hospital universitário. Durante a ronda matinal na unidade de cuidados neonatais com o consultor neonatologista Dr. HS e os residentes de pediatria. O Dr. F., residente de pediatria do segundo ano, apresentou um caso de acondroplasia. A Dra. F. referiu que o caso tinha algumas caraterísticas invulgares, incluindo um polegar anormal e pés botos. O Dr. HS, o neonatologista consultor, não fez mais nenhum comentário. Após a ronda matinal, o Dr. JJ achou que o caso era interessante e, por isso, estudou-o cuidadosamente sozinho. No dia seguinte, na ronda da manhã, o Dr. F. apresentou o caso ao consultor e aos outros residentes de pediatria. Nessa altura, o Dr. JJ fez um comentário sugerindo que a presença de uma anomalia no polegar, chamada "polegar à boleia", e de pés botos sugeria o diagnóstico de **displasia diastásica** em vez de acondroplasia. O Dr. HS ficou um pouco embaraçado e culpou o Dr. F. por não ter estudado o caso com cuidado e profundidade. O Dr. HS pediu ao Dr. F. que consultasse o livro de texto e o atlas para ter a certeza de que o Dr. JJ tinha feito o diagnóstico correto. No dia seguinte, o Dr. F.

apresentou o caso como **displasia diastásica.**

Parece que o Dr. JJ levou a equipa a fazer o diagnóstico correto, apesar de ser residente e não ter tido funções de liderança significativas.

A visão do Dr. JJ era que todos os membros da equipa são responsáveis pelo diagnóstico e tratamento dos doentes e devem contribuir para fazer o diagnóstico correto para melhorar os cuidados prestados aos doentes. Considera que era adequado o Dr. JJ ter uma visão ao seu nível, como residente de pediatria do primeiro ano?

Diz-se que o facto de ser residente ou médico em formação não é contrário à assunção de um papel de liderança na prática da medicina. Concorda com esta afirmação?

Considera que o Dr. JJ representa um modelo de liderança médica útil para os seus colegas?

Parece que o Dr. JJ foi capaz de fazer o que estava correto. Acha que o Dr. JJ tem a capacidade de motivar e inspirar os seus colegas a fazerem o que está correto?

Considera que o modelo de liderança médica associado ao Dr. JJ é semelhante, em alguns aspectos, ao modelo de liderança médica associado ao Dr. Luis Ignaro?

Considera que houve uma falha de liderança neste caso? Explique.

Considera que o fracasso da liderança a um nível superior foi compensado por um papel de liderança bem sucedido a um nível inferior?

Tem uma experiência semelhante à do Dr. JJ?

Acha que todos os médicos, independentemente de serem gestores, diretores ou chefes de departamento, precisam de aprender o princípio da liderança médica?

O que é que o consultor Dr. HS pode fazer para corrigir a sua falha de liderança?

DIA QUATRO DIAPOSITIVOS (PARTE UM)

Módulos 13: Componentes comuns da liderança médica e dos cuidados de saúde e liderança em geral

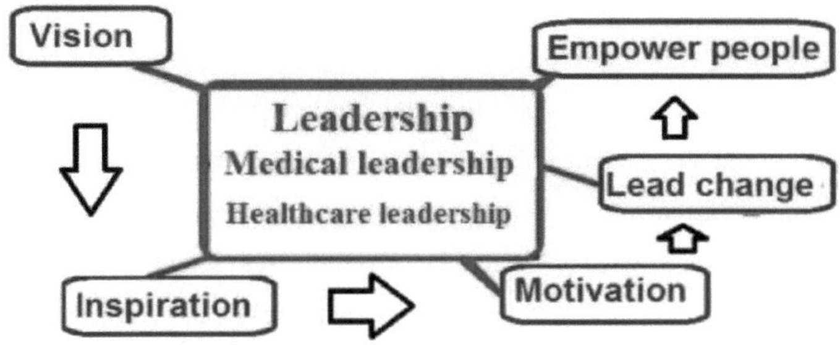

Qualidades comuns da liderança médica e dos cuidados de saúde e da liderança em geral

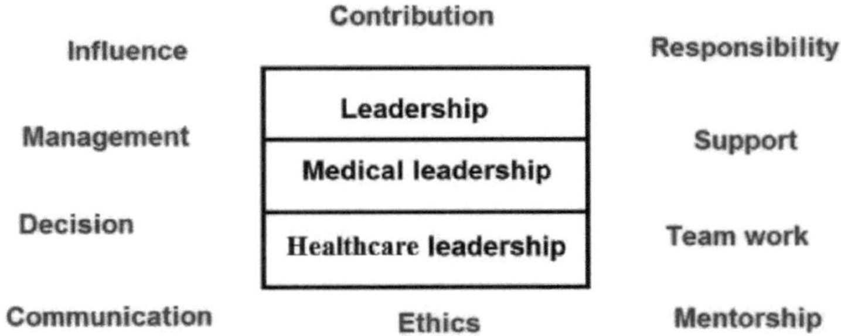

ESTUDO DE CASO-3

QUALIDADES DE LIDERANÇA PARA LÍDERES MÉDICOS.

Na quarta-feira, cinco famílias dirigiram-se ao diretor do hospital, o Dr. A.S., e queixaram-se de que o médico que dirige a clínica de neurologia pediátrica, o Dr. T.S., lhes disse que não havia tratamento para a doença dos seus filhos e aconselhou-os a não voltarem à clínica. O diretor disse-lhes que a função do consultor da clínica de neurologia pediátrica é determinar o tratamento adequado e a frequência com que os doentes terão de se deslocar à clínica. O Dr. A.S., diretor do hospital, acrescentou que o Dr. T.S. é bem qualificado e que não pode aconselhá-lo nem interferir no seu tratamento. Os pais das cinco crianças disseram ao diretor que compreendem que não há cura para a doença dos seus filhos, mas exigem algo que possa ajudar, qualquer coisa, qualquer tónico. O diretor disse que o Dr. T.S. é o consultor nesta área e que só pode recomendar orações na esperança de que Deus os abençoe. Duas das mães choraram e as famílias estavam prestes a abandonar o gabinete do diretor.

"Esperem, esperem e sentem-se". diz o diretor. Pede à secretária que lhes traga chá porque quer fazer um telefonema. O Dr. A.S. telefonou ao chefe do departamento de pediatria e explicou-lhe a situação e como lhe tinham partido o coração. Em 5 minutos, o chefe do departamento veio e disse ao diretor que eles tinham uma espécie de paralisia cerebral. O chefe do departamento de pediatria acrescentou que o Dr. T.S. pode ter razão na sua opinião, mas podemos inscrever os doentes num ensaio clínico para tentar melhorar a sua condição e incapacidade. O chefe do departamento explicou às famílias o que vai fazer, os possíveis riscos e como vão tentar minimizá-los. As cinco famílias acolheram bem a tentativa e ficaram parcialmente aliviadas.

Mais tarde, o ensaio clínico terapêutico foi aceite para apresentação numa conferência de neurologia pediátrica e o resumo do ensaio terapêutico foi publicado no European Journal of Neurology **17** (Suppl. 3), 72350 (Resumo abaixo).

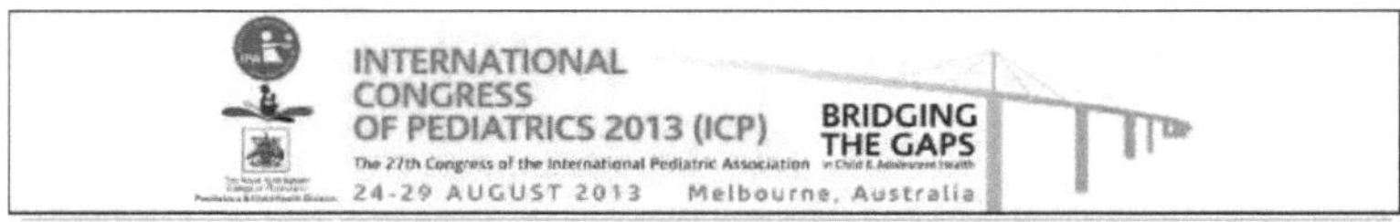

Título	**A NOVA UTILIZAÇÃO DO DECANOATO DE NANDROLONA E DO PIRITINOL EM CRIANÇAS COM PARALISIA CEREBRAL**
Orador:	Aamir A. Al Mosawi
Autor:	**A. Al Mosawi**[1,2]
Filiação:	[1]Centro de Formação e Desenvolvimento, Ministério da Saúde do Iraque,[2] Pediatria, Hospital Universitário em Al Kadhimiyia, Bagdade, Iraque
Data:	Segunda-feira - 26 de agosto de 2013 08:00-09:00

ABSTRACT

Antecedentes e objectivos: Não existe nenhuma intervenção específica utilizada para melhorar o desenvolvimento motor e as capacidades de aprendizagem na paralisia cerebral (PC). O objetivo deste artigo é descrever a nossa experiência com a nova utilização do decanoato de nandrolona (DN) e do piritinol na PC.

Métodos: Durante o período de junho de 2007 a março de 2008, 5 doentes (3 homens e 2 raparigas) com PC apresentaram principalmente espasticidade, hiperreflexia e atraso no desenvolvimento motor. Foram tratados com uma nova abordagem terapêutica utilizando injecções intramusculares (i.m) intermitentes de ND em baixas doses (12,5 mg para crianças com menos de 2 anos, 25 mg para crianças mais velhas) com o objetivo de melhorar o seu desenvolvimento motor retardado. Num doente, além do ND, foi utilizado o Pyritinol com o objetivo de melhorar as suas capacidades de aprendizagem. Três doentes com 14 meses de idade, um doente com 13 meses de idade e um doente com 9 anos de idade. Os doentes com menos de 2 anos tinham uma boa motricidade fina, como indicado pelo facto de agarrarem bem o lápis e comerem biscoitos sozinhos. Os doentes com menos de 2 anos apresentavam um atraso no desenvolvimento da linguagem e não diziam qualquer palavra com significado. A idade óssea foi monitorizada (radiografias do pulso) antes da injeção e 2 semanas após cada injeção. Todos os doentes tinham uma idade óssea normal ou atrasada antes do tratamento. Todos os doentes apresentavam uma tomografia computorizada cerebral normal.

Resultados: A utilização de ND e de piritinol foi associada a um efeito dramático no desenvolvimento motor e nas capacidades de aprendizagem, respetivamente, sem a ocorrência de quaisquer efeitos adversos.

Conclusão: A ND e o piritinol podem ser úteis no tratamento da PC.

Qual das seguintes qualidades de liderança e liderança médica o diretor do hospital demonstrou na sua tentativa de resolver o problema?

Responsabilidade

Apoio

Comunicação

Trabalho em equipa

Decisão

Ética

Influência

Considera que o diretor do hospital foi bem sucedido no seu papel de liderança?

Considera que o diretor do hospital também deve ser responsabilizado pela resolução do problema das famílias?

Considera que houve um exemplo de falha de liderança médica neste estudo de caso.

Parece que o diretor do departamento de pediatria provou ser capaz de fazer o que está certo. Acha que ele tem a capacidade de motivar e inspirar os seus colegas a fazerem o que está correto?

Considera que, neste caso, o fracasso da liderança a um nível inferior foi compensado por um papel de liderança bem sucedido a um nível superior?

Tem uma experiência semelhante à do diretor do hospital ou do chefe do serviço?

O que é que a consultora Dra. T.S. pode fazer para corrigir a sua falha de liderança?

FICHA DE TRABALHO DO DIA 4 (PRIMEIRA PARTE)

ESCOLHER A RESPOSTA MAIS ADEQUADA

1-Componentes comuns da liderança médica, da liderança nos cuidados de saúde e da liderança em geral incluem:

A-Vision.

B-Inspiração.

C-Motivação.

Mudança de liderança D.

E-A e C.

F-Todas as anteriores.

2 - Qualidades comuns da liderança médica, dos cuidados de saúde e da

A liderança em geral inclui:

A-Gestão e tutoria.

B-Decisão, influência, contribuição e responsabilidade.

C-Comunicação, apoio e trabalho de equipa.

D-Todas as anteriores.

E-A e C.

F-Nenhuma das anteriores.

Módulo 14: Caraterísticas práticas da liderança em geral

Visão

Comunicar a visão.

Confiança

Trabalhar com os outros

Empoderamento - dar e partilhar o poder e não restringi-lo

Caraterísticas práticas da liderança em geral

A liderança é importante para efetuar mudanças.

A liderança consiste essencialmente em definir uma visão e motivar as pessoas a quererem alcançá-la.

Comunicar a visão, criar confiança, capacitar as pessoas e trabalhar em equipa também são importantes.

Módulo 15: Traços gerais de liderança relevantes para os líderes médicos

Espera-se que os líderes em geral, os líderes médicos e os líderes do sector da saúde o sejam:

Inovar e assumir riscos quando necessário

Ter força interior

Faça o que está certo e inspire os outros a seguirem-no.

Traços gerais de liderança relevantes para os líderes médicos

Auto-conhecimento

Auto-gestão

Liderança da equipa

Bons ouvintes

Ser justo

Traços gerais de liderança relevantes para os líderes médicos

Honesto, dizer a verdade, inspirar confiança, criar compromisso

Consistente: a incoerência corrói a confiança

Previsível: Ajudar as pessoas a saberem o que podem esperar deles.

Evitar o abuso de autoridade

Traços gerais de liderança relevantes para os líderes médicos

Procuram obter a contribuição e a participação das pessoas que lideram.

Difundir a autoridade

Tratar as pessoas com respeito

Não ditar

Doente

Módulo 16: A prática da Liderança

1-Compreensão da situação

Por:

Utilização de experiências anteriores.

Conhecer os recursos disponíveis.

Ponderação das opções de ação.

A prática da Liderança

2-Reconhecer o que precisa de ser feito para melhorar a situação Por:

Considerar as opções disponíveis.

Escolher a(s) ação(ões) que deverá(ão) produzir o melhor resultado.

Decidir o momento da intervenção.

A prática da Liderança

3-Motivar a equipa para tomar as medidas necessárias e assegurar que todos os membros da equipa compreendem a natureza do problema.

Por:

Explicar aos membros da equipa as soluções possíveis e a(s) solução(ões) mais adequada(s).

Assegurar que cada membro da equipa conhece o seu papel.

Direcionar o tempo da intervenção

Após uma intervenção:

Recolha de feedback da equipa quanto aos resultados das acções realizadas

A prática da Liderança

4-Documentar os resultados das medidas tomadas. A documentação deve incluir:

Análise dos resultados da intervenção efectuada.

Apresentar relatórios de análise à autoridade competente com sugestões de alteração.

A prática da Liderança

5-Reflectindo frequentemente o desempenho.

6-Aceitar a responsabilidade pelo papel de liderança.

ACTIVIDADE

Pode dar exemplos da sua experiência sobre práticas de liderança?

Tire cinco minutos para pensar

Módulo 17: Liderança médica vs. liderança em geral

Muitos dos conceitos, ideias, pensamentos e filosofia da liderança em geral não têm uma relação ou associação estreita com os conceitos e a prática da liderança médica ou da liderança nos cuidados de saúde.

Warren Bennis

Os líderes fazem as coisas corretas (que não são universalmente conhecidas pelos outros); **os gestores fazem as coisas corretas** (seguindo as leis e os regulamentos).

A visão tradicional da liderança é conseguir que as pessoas façam o que tem de ser feito. Eu digo que é fazer com que as pessoas queiram fazer o que precisa de ser feito.

Liderança médica vs. liderança em geral

Os líderes em geral baseiam-se no seu carisma para estabelecer um modelo que representa os valores e as crenças que pretendem que os seus seguidores subscrevam.

Os líderes médicos baseiam-se nas suas realizações e no seu sucesso profissional e científico para estabelecerem um modelo que os outros médicos queiram seguir.

Liderança médica vs. liderança em geral

Os líderes, em geral, constroem imagens positivas e exprimem ideias que apelam ideologicamente aos seguidores.

Os líderes médicos geralmente constroem imagens positivas e expressam ideias que são apoiadas por provas científicas, apelando assim logicamente a outros médicos.

Liderança médica vs. liderança em geral

Os líderes, em geral, estabelecem expectativas elevadas e estão confiantes de que os seguidores podem atingi-las; provocam respostas emocionais nos seguidores para ajudar a atingir os objectivos.

Os líderes médicos estabelecem expectativas razoáveis e exequíveis, e a sua confiança em atingir os objectivos é o resultado de provas científicas e da experiência.

Módulo 18: Relevância das ideias gerais de liderança para liderança médica e de cuidados de saúde

Objetivo de aprendizagem

Enquanto líder no sector dos cuidados de saúde, poderá ter de recorrer a conceitos, ideias e pensamentos relevantes sobre liderança em geral para melhorar as suas capacidades de desempenho das funções específicas de liderança médica.

Relevância das ideias gerais de liderança para a liderança médica e dos cuidados de saúde

"A arte da liderança consiste em libertar as pessoas para fazerem o que lhes é pedido da forma mais eficaz e humana possível".

O que é que acha? Esta ideia é muito relevante para a prática da liderança médica e dos cuidados de saúde?

Relevância das ideias gerais de liderança para a liderança médica e dos cuidados de saúde

Os grandes líderes têm a força para se abandonarem às ideias loucas dos outros.

O que é que acha? Será que esta ideia é muito relevante para a prática da liderança médica?

Relevância das ideias gerais de liderança para a liderança médica e dos cuidados de saúde

Os líderes nascem, não são feitos, e têm caraterísticas específicas: inteligência, sabedoria, etc.

Os líderes precisam de visão e carisma

O que é que acha?

Relevância das ideias gerais de liderança para a liderança médica e dos cuidados de saúde

A liderança não é totalmente inata, mas nem toda a gente pode aprender a liderar.

O que é que acha?

Relevância das ideias gerais de liderança para a liderança médica e dos cuidados de saúde

"A liderança (em geral) é uma arte, algo que se aprende com o tempo e não apenas com a leitura de livros. A liderança é mais tribal do que científica, é mais um tecer de relações do que um acumular de informação".

O que é que acha?

Relevância das ideias gerais de liderança para a liderança médica e dos cuidados de saúde

Liderança ineficaz

Quando os líderes são mais analíticos do que criativos, imaginativos e simpáticos.

Quando os líderes não são capazes de criar entusiasmo organizacional.

Quando os líderes são maus comunicadores. ACTIVIDADE

GESTÃO LIDERANÇA PROSA

Selecione duas linhas da prosa seguinte que considere mais relevantes para a liderança médica ou para a liderança nos cuidados de saúde e explique por que razão são

relevantes para a liderança médica.

"O gestor dirige os seus homens. O líder inspira-os"

"O gestor depende da autoridade. O líder depende da boa vontade".

"O gestor evoca o medo. O líder irradia amor".

O gestor diz "eu". O líder diz "nós".

"O gestor mostra quem está errado. O líder mostra o que está errado".

"O gestor sabe como se faz. O líder sabe como o fazer".

"O gestor exige respeito. O líder impõe respeito".

"Por isso, seja um líder e não um gestor"

Módulo 19: Ideias de líderes em medicina e cuidados de saúde

"Uma visão em que as intervenções médicas se baseiam firmemente em provas, nomeadamente para evitar os efeitos nocivos".

Ian Chalmers: Fundador da Colaboração Cochrane, que é atualmente um movimento mundial que está a transformar os cuidados de saúde.

Ditados de líderes médicos

Mark Twain disse: "Se não nos importarmos com quem fica com os louros, não há limites para o que podemos alcançar".

Ian Chalmers

Capacitação para trabalhar com os outros

Ditados de líderes médicos

"Os líderes médicos precisam de ter a capacidade de esperar e obter o melhor das pessoas e de se certificarem de que estas recebem o crédito pelo que fizeram".

Ian Chalmers

Capacitação para trabalhar com os outros

ACTIVIDADE: LÍDERES EM MEDICINA

Max Rosenheim é o presidente do Royal College of Physicians (1966 -1972).

Mobilizou o colégio para que este pudesse falar em nome de todo o país.

Desenvolveu particularmente o ensino de pós-graduação no colégio.

Reuniu os três colégios e criou o MRCP (UK).

Discuta as seguintes questões a partir das suas próprias experiências.

Conhece médicos que são líderes em medicina?

Como estão a liderar? Quais são as suas realizações?

Se não - podemos selecionar médicos e formá-los para liderar na medicina?

Módulo 20: Ambiente de liderança médica e de cuidados de saúde

Os conhecimentos adequados sobre o sistema de saúde e o ambiente médico e de liderança no sector da saúde são cruciais para os líderes médicos.

O que os líderes médicos e de saúde precisam de saber

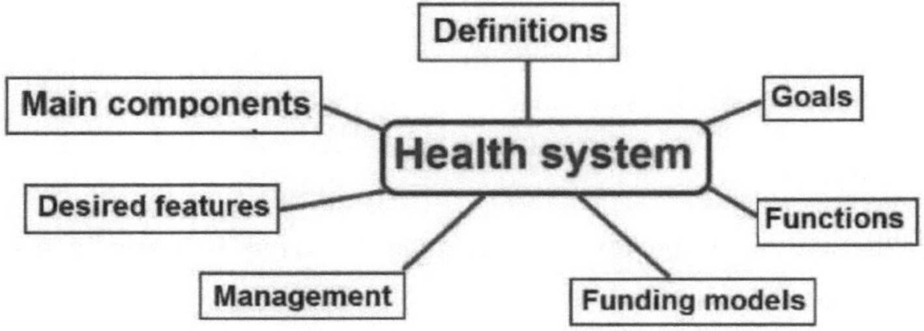

Sistemas de saúde

Um sistema de cuidados de saúde é a organização de pessoas, instituições e recursos necessários para prestar serviços de cuidados de saúde que satisfaçam as necessidades de saúde das populações-alvo.

A Organização Mundial de Saúde definiu o sistema de saúde como um sistema constituído por todas as organizações, pessoas e acções cuja intenção principal é promover, restaurar ou manter a saúde.

Principais componentes e estrutura organizacional

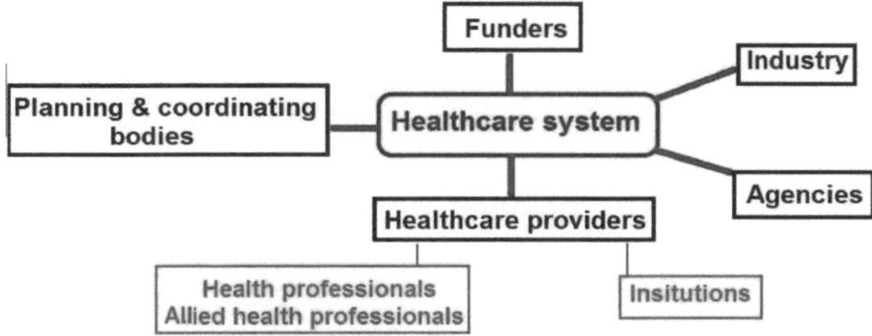

Iraque Sistema de saúde

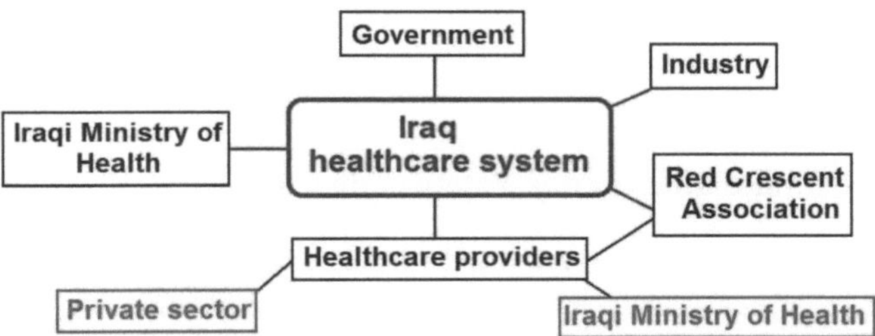

Produção de fontes de saúde

A educação nas escolas e universidades, para além da formação profissional, cria a mão de obra no sector da saúde.

O orçamento nacional afetado à saúde estabelece instalações de cuidados de saúde e produtos de base, incluindo medicamentos e tecnologia.

Objectivos dos sistemas de saúde

1-Saúde de qualidade para as populações.

2 - Acesso universal e equitativo a cuidados de saúde razoáveis.

3-Consciência e capacidade de resposta às expectativas da população

4-Utilização eficaz dos recursos.

5-Processos de financiamento adequados e razoáveis.

6-Controlo dos custos dos cuidados de saúde a um nível acessível.

Funções dos sistemas de saúde

1-Prestação de serviços de saúde

2-Geração de recursos

3-Financiamento

4-Gestão

Caraterísticas desejadas dos sistemas de saúde

1-Boa qualidade e eficácia.

2-Aceptabilidade.

3-Equidade.

4-Cobertura.

5-Consistência.

Modelos primários de financiamento dos sistemas de saúde

1-Financiamento das administrações públicas: receitas do Estado e impostos gerais

2-Segurança social de saúde

3-Seguro de saúde voluntário ou privado

4-Doações a instituições de solidariedade social

Estrutura funcional dos sistemas de saúde

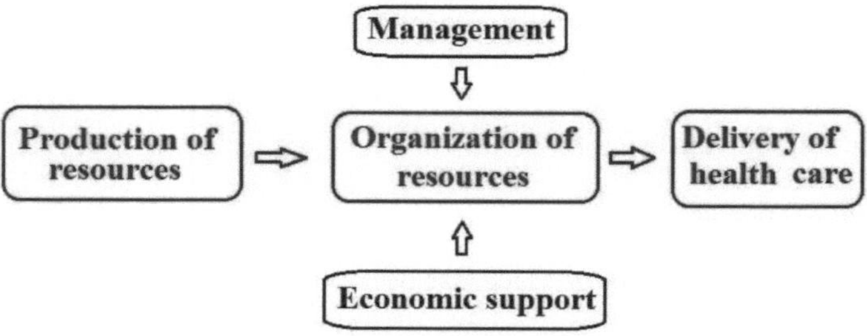

Gestão dos cuidados de saúde

A gestão dos sistemas de saúde é geralmente efectuada através de um conjunto de políticas e planos aprovados principalmente pelo governo.

Políticas do Ministério da Saúde do Iraque

A principal missão do Ministério da Saúde iraquiano é a prestação de serviços médicos e de saúde, incluindo serviços curativos e preventivos em qualquer altura, e a gestão dos recursos humanos no sector da saúde.

Ministério da Saúde do Iraque: Declaração de visão

Melhorar os serviços de saúde primários, secundários e terciários, com o objetivo de reduzir em 5% a morbilidade e a mortalidade das crianças com menos de 5 anos de idade e de conseguir uma redução de 3% da mortalidade materna.

Ministério da Saúde do Iraque: Declaração de visão

Controlo das doenças transmissíveis, nomeadamente a hepatite e o tétano neonatal.

Reduzir a prevalência da malnutrição.

Expansão dos programas de reabilitação física e mental para deficientes.

Ministério da Saúde do Iraque: Declaração de visão

Melhoria dos serviços de emergência médica e de transfusão de sangue e criação de equipas de catástrofe.

Melhorar a disponibilidade de medicamentos e de equipamento médico.

Construção e reabilitação das infra-estruturas das instituições de saúde.

Módulo 21: Questões relacionadas com o sistema de saúde

Os líderes médicos e da área da saúde precisam de conhecer as principais questões actuais relacionadas com o sistema de saúde onde exercem as suas funções de liderança.

As principais causas de morbilidade no Iraque

Perturbação	**Percentagem**
1-Gastroenterite	9.3%
2-Acidentes	5.5%

3-Bronquite	3%
4-Aborto	2.9%
5-Infecções respiratórias e pneumonia	2.8%
6-Doenças cardiovasculares	2.4%
7-Malignidade	1.8%
Hérnia inguinal	1.3%
9-Infecções do trato urinário	1.1%
IO-Diabetes	1.1%

As principais causas de mortalidade no Iraque

Perturbação	**Percentagem**
1- Doenças cardiovasculares	27.8%
2- Acidentes	27.1%
3- Malignidade	5.6 %
4- Senilitj-	4.2 %
5- Septicemia	3.2%
6- Insuficiência renal	3.1%
7-Acidentes cerebrovasculares	2.9%
8- Hipertensão	2.8 %
9- Diabetes	2.5%
IO-Asthma	2.4%

As 10 principais causas de morte no mundo, 2000 e 2012

As doenças isquémicas do coração, os acidentes vasculares cerebrais, as infecções respiratórias inferiores e as doenças pulmonares obstrutivas crónicas continuaram a ser as principais causas de morte em todo o mundo durante a última década.

As 10 principais causas de morte no mundo, 2000 e 2012

As mortes por VIH diminuíram ligeiramente de 1,7 milhões (3,2%) de mortes em 2000 para 1,5 milhões (2,7%) de mortes em 2012.

A diarreia já não se encontra entre as 5 principais causas de morte, mas ainda está entre as 10 principais, matando 1,5 milhões de pessoas em 2012.

As 10 principais causas de morte no mundo, 2000 e 2012

Os cancros do pulmão (juntamente com os cancros da traqueia e dos brônquios) causaram 1,6 milhões (2,9%) de mortes em 2012, em comparação com 1,2 milhões (2,2%) de mortes em 2000.

A diabetes causou 1,5 milhões (2,7%) de mortes em 2012, em comparação com 1,0 milhões (2,0%) de mortes em 2000.

Questões de saúde

Espera-se que esta informação inspire os líderes médicos e dos cuidados de saúde a reflectirem sobre as inovações que devem ser introduzidas nos cuidados de saúde.

ACTIVIDADE

Considera que o aumento das mortes causadas pelo cancro do pulmão e pela diabetes indica a necessidade de inovações?

FICHA DE TRABALHO DO DIA 4 (SEGUNDA PARTE)

ESCOLHER A RESPOSTA MAIS ADEQUADA

1-Qual das seguintes afirmações é verdadeira:

A - Um conhecimento adequado do sistema de saúde e do ambiente médico e de liderança no sector da saúde é crucial para os líderes médicos e de cuidados de saúde.

B-Um sistema de cuidados de saúde é a organização de pessoas, instituições e recursos necessários para prestar serviços de cuidados de saúde que satisfaçam as necessidades de saúde das populações-alvo.

C-A Organização Mundial de Saúde definiu o sistema de saúde como um sistema constituído por todas as organizações, pessoas e acções cuja principal intenção é promover, restaurar ou manter a saúde.

D-Todas as anteriores.

E-Nenhuma das anteriores.

2-As principais componentes e a estrutura organizacional de um sistema de saúde incluem:

A-Fundadores.

B-Organismos de planeamento e coordenação.

C-Prestadores de cuidados de saúde.

D-Indústria e agências.

E-Todas as anteriores.

F-Nenhuma das anteriores.

3-As principais componentes e a estrutura organizacional do sistema de saúde iraquiano incluem

A- O governo é o principal financiador.

B- Ministério da Saúde do Iraque.

C-Agências como a Associação do Crescente Vermelho.

D-Todas as anteriores.

E-Nenhuma das anteriores.

4-Os objectivos dos sistemas de saúde incluem:

A-Saúde de boa qualidade para as populações.

B - Acesso universal e equitativo a cuidados de saúde razoáveis.

C-Consciência e capacidade de resposta às expectativas da população.

D-Todas as anteriores.

E-Nenhuma das anteriores.

F- A e C.

5-Os objectivos dos sistemas de saúde incluem todos os seguintes aspectos, exceto:

A-Processos de financiamento adequados e razoáveis.

B-Melhorar a longevidade da população.

C-Controlo dos custos dos cuidados de saúde a um nível acessível.

D-Utilização eficaz dos recursos.

E- A e C.

6-As funções dos sistemas de saúde incluem:

A-Prestação de serviços de cuidados de saúde.

B-Geração de recursos.

C-Financiamento.

D-Gestão.

E-Todas as anteriores.

F-A e C.

7-As caraterísticas desejadas dos sistemas de saúde incluem todas as seguintes, exceto:

A-Inequidade

B-Boa qualidade e eficácia

C-Inconsistência

Cobertura D

E-Aceitabilidade

F-A e C.

8-Qual das seguintes afirmações é verdadeira:

A - A gestão dos sistemas de saúde é geralmente efectuada através de um conjunto de políticas e planos aprovados principalmente pelo governo.

B-O artigo 31° da atual Constituição do Iraque estabelece que "todos os cidadãos têm direito a cuidados de saúde.

C - O artigo 31.° estabelece que "os particulares e as instituições podem construir hospitais, clínicas ou locais de tratamento sob o controlo do Estado.

A principal missão do Ministério da Saúde iraquiano é a prestação de serviços médicos e de saúde, incluindo serviços curativos e preventivos em qualquer altura, bem como a gestão dos recursos humanos no sector da saúde.

E- A e C.

F- Todas as anteriores.

9-Declaração de visão do Ministério da Saúde do Iraque

inclui:

A-Melhoria dos serviços de saúde primários, secundários e terciários, com o objetivo de reduzir em 5% a morbilidade e a mortalidade das crianças com menos de 5 anos e de conseguir uma redução de 3% da mortalidade materna.

B-Reduzir a prevalência da subnutrição.

C-Expansão dos programas de reabilitação física e mental para deficientes.

D-Melhorar a disponibilidade de medicamentos e equipamento médico.

E-Todas as anteriores.

F- A e C.

10-A principal causa de mortalidade no Iraque é:

A-Doenças cardiovasculares.

B-Acidentes cerebro-vasculares

C-Malignidade.

D-Diabetes.

E-Nenhuma das anteriores.

11-Os resultados dos sistemas de cuidados de saúde podem ser medidos através de:

A-Expectativa de vida (bruta e ajustada para morbilidade e incapacidades).

B- Indicadores específicos de mortalidade (mortalidade infantil, prematura e por doença).

C-Volume de consumo de cuidados de saúde.

D-Qualidade dos cuidados (admissões hospitalares evitáveis e taxas de mortalidade intra-hospitalar).

E- A e C.

F-Todas as anteriores.

12-As 3 principais causas de morte no mundo durante o período de 2000 a 2012 incluem todas as seguintes, exceto:

A-Doença cardíaca isquémica.

B-Diabetes.

C-Stroke.

D-Doença pulmonar obstrutiva crónica.

DIA QUATRO DIAPOSITIVOS (PARTE CINCO)

Módulo 22: Líderes médicos e de saúde e gestão

Todos os profissionais de saúde, incluindo os clínicos, precisam de ter uma ideia sobre os princípios da gestão, porque têm a responsabilidade de utilizar recursos, liderar equipas ou estão envolvidos na supervisão de colegas. Além disso, todos eles trabalham em sistemas de gestão.

Dirigentes e gestores médicos e do sector da saúde

Os líderes do sector da saúde são profissionais de saúde, incluindo médicos. Todos os profissionais de saúde estão a utilizar recursos e desempenham um papel na definição de prioridades, no desenvolvimento de políticas e na tomada de outras decisões de gestão.

Dirigentes e gestores médicos e do sector da saúde

Os profissionais e líderes do sector da saúde têm a obrigação de trabalhar com gestores médicos e não médicos de uma forma produtiva para benefício dos doentes e do público. Além disso, muitos deles estão a trabalhar como gestores ou executivos.

Dirigentes e gestores médicos e do sector da saúde

A gestão é definida como uma forma de fazer as coisas bem feitas através e com as pessoas, criando um ambiente em que as pessoas possam atuar individualmente e, ao mesmo tempo, cooperar para atingir os objectivos do grupo e remover os obstáculos a esse desempenho.

DIA QUATRO DIAPOSITIVOS (PARTE CINCO)

Dirigentes e gestores médicos e do sector da saúde

No final do século XX, a gestão passou a ser constituída por ramos importantes para os profissionais de saúde, incluindo os médicos:

1-Gestão dos recursos humanos

2-Gestão estratégica

3-Gestão financeira

4-Gestão do conhecimento

5-Gestão da mudança

FICHA DE TRABALHO DO DIA 4 (TERCEIRA PARTE)

ESCOLHER A RESPOSTA MAIS ADEQUADA

1-Nos finais do século XX, a gestão passou a ser constituída por ramos importantes para os médicos, nomeadamente

A-Gestão dos recursos humanos

B-Gestão estratégica

C-Gestão da mudança

D-Gestão financeira

E-Todas as anteriores.

F-A e C.

2- As práticas de liderança no sector da saúde incluem

A-Criar e partilhar uma visão que visa melhorar os serviços.

B-Engajar a equipa e inspirar um objetivo comum.

C-Desenvolvimento de capacidades, criação de responsabilidade e avaliação da informação.

D-Todas as anteriores.

E-Nenhuma das anteriores.

F-A e C

QUINTO DIA: EXAME FINAL DO CURSO

O principal objetivo é consolidar os conhecimentos adquiridos durante o curso. O teste representa 75% da pontuação total do curso. O formato do exame é de perguntas de escolha múltipla (MCQs).

CURSO DE LIDERANÇA MÉDICA E DE CUIDADOS DE SAÚDE

EXAME FINAL

(TEMPO: 180 MINUTOS).

Folha de respostas

1-	26-	51-
2-	27-	52-
3-	28-	53-
4-	29-	54-
5-	30-	55-
6-	31-	56-
7-	32-	57-
8-	33-	58-
9-	34-	59-
10-	35-	60-
11-	36-	61-
12-	37-	62-
13-	38-	63-
14-	39-	64-
15-	40-	65-
16-	41-	66-
17-	42-	67-
18-	43-	68-
19-	44-	69-
20-	45-	70-
21-	46-	71-
22-	47-	72-
23-	48-	73-
24-	49-	74-
25-	50-	75-

ESCOLHER A RESPOSTA MAIS ADEQUADA

1-Qual das seguintes afirmações é verdadeira relativamente à formação e aos cursos de formação:

A-Formação para o desenvolvimento é uma atividade que se centra e é avaliada em relação ao posto de trabalho que um indivíduo ocupa.

A formação B durante a residência de rotação é um exemplo clássico de formação médica de desenvolvimento.

A formação para o desenvolvimento é uma atividade que incide sobre as actividades em que os indivíduos de uma organização podem participar ou contribuir no futuro.

D-Todas as anteriores.

E-A e C.

2-Os cursos de formação em liderança médica e desenvolvimento de liderança em cuidados de saúde têm como objetivo:

A-Desenvolver os profissionais de saúde para que compreendam melhor o ambiente de saúde.

B- Desenvolver os profissionais de saúde para que sejam mais capazes de se adaptarem a um ambiente de cuidados de saúde em constante mudança.

C-Desenvolver os profissionais de saúde para que compreendam melhor o ambiente dos cuidados de saúde e sejam mais criativos

D-Todas as anteriores.

E-A e C.

3- Qual das seguintes afirmações é verdadeira relativamente aos cursos de liderança médica e de cuidados de saúde?

Os cursos de liderança em medicina e saúde têm geralmente como objetivo preparar os participantes para as futuras actividades relacionadas com a inovação na organização.

B-Os cursos de liderança médica e de saúde têm geralmente como objetivo preparar os participantes para serem capazes de introduzir avanços na prática de uma forma organizada.

Os cursos de liderança médica e de cuidados de saúde podem fazer parte de um programa de formação de desenvolvimento para gestores em contextos médicos e de cuidados de saúde.

D-Todos os profissionais da área médica e da saúde precisam de ter estes cursos, independentemente de virem a desempenhar funções de gestão.

E- Todas as anteriores.

4-Qual das seguintes afirmações é verdadeira relativamente à formação para o desenvolvimento:

A-A formação para o desenvolvimento deve apoiar os objectivos estratégicos da organização.
B-Um exemplo de formação de desenvolvimento é um curso de formação em gestão hospitalar.

C-Um exemplo de formação de desenvolvimento para médicos é um curso TOT para formar formadores em determinados domínios.

D-Todas as anteriores.

E-A e C.

5-Qual das seguintes afirmações é verdadeira relativamente à liderança médica e dos cuidados de saúde:

A-A liderança efectiva é essencial para que as organizações e os sistemas de saúde prestem cuidados de elevada qualidade e tenham êxito financeiro. B-As pessoas que gerem organizações e sistemas de saúde necessitam de competências de liderança porque dependem de outras pessoas para um desempenho eficaz do trabalho.

C-A qualidade da liderança é crucial para a forma como o trabalho é realizado numa organização.

D-Todas as anteriores.

E-A e C.

6-Os líderes dos cuidados de saúde e os líderes médicos precisam de ter uma compreensão adequada dos princípios e conceitos de:

A-Gestão e liderança em geral

B-Liderança em enfermagem

C-Gestão de cuidados de saúde e liderança médica D-A e C.

E-Todas as anteriores.

7-Os médicos e os dirigentes do sector da saúde devem ter uma compreensão adequada dos seguintes aspectos

A-Os papéis e as qualidades dos líderes médicos e da área da saúde.

B-Os papéis e as qualidades dos líderes de enfermagem.

C-Os princípios básicos da liderança em enfermagem.

D-Todas as anteriores.

E-A e C.

8-Qual das seguintes afirmações é verdadeira:

A-Liderança médica é o mesmo que liderança nos cuidados de saúde.

B-A liderança médica distingue-se da liderança no sector da saúde.

C - Liderança médica é o mesmo que gestão de cuidados de saúde.

D- A e C.

E- Todas as anteriores.

9-Qual é o fator que torna a liderança médica muito distinta de outras disciplinas de gestão e liderança (em geral), gestão e liderança no domínio dos cuidados de saúde

A-Compromisso do paciente

B-Carisma

C-A necessidade absoluta de conhecimentos médicos.

D-Todas as anteriores.

E-Nenhuma das anteriores.

10-A liderança médica também é chamada:

A-Liderança em medicina

B-Liderança médica

C-Liderança médica clínica

D-Todas as anteriores.

E-A e C.

11-Qual das seguintes afirmações é verdadeira:

A- Uma das principais práticas de liderança em enfermagem é o ensino e a educação dos doentes.

B-Uma das principais práticas de liderança em enfermagem é a liderança de equipas, que envolve a atribuição de pessoal de enfermagem e a motivação da equipa.

A liderança em enfermagem pode ser definida como um processo de influência interpessoal em que o doente ajuda a atingir o objetivo de melhorar o bem-estar.

D- A e C.

E- Todas as anteriores.

12-Qual das seguintes afirmações é falsa:

R - Existe alguma sobreposição entre liderança e gestão, mas liderança não é gestão.

B-A gestão produz ordem e coerência.

C - A gestão dá orientações e produz mudanças e inovações. D-Todas as anteriores.

E-Nenhuma das anteriores

13-A gestão preocupa-se com:

A-Administração e manutenção.

B-Planeamento e orçamentação.

C-Organização e pessoal.

D-Controlar e resolver os problemas quotidianos.

E-Todas as anteriores

F-Nenhuma das anteriores.

14-Qual das seguintes afirmações é verdadeira:

Os líderes A estabelecem a direção, definem a visão e as estratégias.

A liderança B consiste em mudar a ordem das coisas.

C-Gestão é a produção de resultados aceitáveis numa condição conhecida.

D - A liderança tem a ver com a orientação, enquanto a gestão se preocupa com a manutenção das rotinas e a resolução dos problemas quotidianos E - Todas as anteriores.

15-Qual das seguintes afirmações é verdadeira:

A-Gestão pode ser definida simplesmente como o ato de reunir os trabalhadores para atingir as metas e objectivos desejados.

B-A gestão pode ser definida como a organização e a coordenação das actividades de uma organização de acordo com determinadas políticas e para atingir objectivos claramente definidos.

C-Gestão é a arte de fazer o trabalho através das pessoas com satisfação para todas as partes interessadas, empregador, empregado e público, orientando, dirigindo, coordenando e controlando os esforços humanos para a realização dos objectivos.

D- Existem muitas definições aceitáveis de gestão.

E- Todas as anteriores.

16- Qual das seguintes afirmações é falsa:

A-Gestão é uma função executiva que dirige ativamente os esforços dos trabalhadores para objectivos comuns.

B - A principal caraterística científica da gestão é a integração e a aplicação de conhecimentos para desenvolver e aplicar abordagens analíticas.

A realização do objetivo C é a chave para uma gestão bem sucedida.

D-Os objectivos são cumpridos através da utilização dos recursos disponíveis, tais como recursos humanos e financeiros, e de um planeamento adequado.

Os líderes médicos e dos cuidados de saúde devem aplicar os conceitos e processos de gestão ao domínio específico da medicina e dos cuidados de saúde.

F-Todas as anteriores.

17-As funções de liderança incluem:

A-organizar

Comando B-to

C-para coordenar

Controlo D-to

E-Todas as anteriores.

F-Nenhuma das anteriores.

18-Qual das seguintes afirmações é verdadeira:

A-Gestão de cuidados de saúde descreve essencialmente a gestão e administração geral de hospitais e sistemas públicos de saúde.

B-A gestão dos cuidados de saúde é também designada por gestão dos serviços médicos e de saúde

C-Os gestores de cuidados de saúde devem aplicar os princípios e processos de gestão ao domínio específico dos cuidados de saúde.

D-A e C.

E-Todas as anteriores.

F-Nenhuma das anteriores.

19-As práticas de liderança nos cuidados de saúde incluem:

A-Gestão dos serviços de saúde e prestação de cuidados de saúde.

B-Gestão dos recursos humanos.

C-Gestão de dados clínicos e gestão da informação hospitalar.

D - Economia dos cuidados de saúde, incluindo a gestão financeira e a contabilidade analítica dos hospitais.

E-Todas as anteriores.

F-Nenhuma das anteriores.

20-As práticas de liderança nos cuidados de saúde incluem:

A- Criar e partilhar uma visão que vise a melhoria dos serviços.

8- Envolver a equipa e inspirar um objetivo comum.

C- Desenvolvimento de capacidades.

D- Criar uma responsabilidade e avaliar a informação.

E-Todas as anteriores.

F-Nenhuma das anteriores.

Q 21- 40: Fazer corresponder cada prática, caraterística ou qualidade à disciplina mais adequada e mais pertinente:

A. Liderança no domínio dos cuidados de saúde B**.** Gestão dos cuidados de saúde **C.** A e B

21-Gestão de recursos **humanos**	31-Conceção **da organização**
22-Compreensão **interpessoal**	**32-** Auto-desenvolvimento
23-Gestão de **serviços**	33-Desenvolvimento de **talentos**
24-Liderar a mudança	34-Trabalho **em equipa**
25-Gestão **financeira**	35-Gestão de **projectos**
26-Construção de **relações**	**36-** Colaboração

27-Profissionalismo	37-Competências **de comunicação**
28-Pensamento **inovador**	38-Inovação **de serviços**
29-Autoconfiança	39-Responsabilidade
30-Gestão das tecnologias **da informação**	40-Orientação **para o acolhimento**

41-O surgimento dos conceitos originais de liderança médica foi associado às seguintes ideias:

A-Os conhecimentos médicos disponíveis são muito raramente aplicados para melhorar a experiência dos cuidados de saúde.

B-Os sistemas tradicionais de gestão dos cuidados de saúde, que deveriam ser responsáveis pela transferência de novos conhecimentos médicos para as organizações de saúde, estavam a falhar mesmo nos países desenvolvidos.

C - Muitos peritos estavam convencidos de que o sistema de saúde e muitas instituições de saúde nos EUA eram geridos de forma excessiva ou, pelo menos, bem geridos, mas mal dirigidos.

Foi sublinhado que os gestores altamente qualificados não podem dirigir os sistemas de saúde.

E-Todas as anteriores.

42-A perceção da falta de liderança médica, que levou ao surgimento do conceito original médico de liderança, foi associada à seguinte:

A - Os médicos e outros profissionais de saúde envolvidos nos cuidados aos doentes não estavam a trabalhar diligentemente para prestar cuidados de elevada qualidade e com compaixão aos seus doentes.

B-Os médicos e outros profissionais de saúde envolvidos na prestação de cuidados aos doentes não tinham um conhecimento adequado dos avanços e das inovações realizadas nos centros de investigação e nas universidades, ou não tinham possibilidade de os conhecer.

C-O sistema de gestão não apoiou adequadamente os profissionais de saúde para introduzirem os avanços e as inovações que conhecem ou aprendem na sua prática e no seu trabalho.

D-Todas as anteriores.

E-Nenhuma das anteriores.

43-A perceção da falta de liderança médica, que levou ao surgimento do conceito

original médico de liderança, foi associada à seguinte:

A - O sistema de gestão não era eficiente na adaptação a novas descobertas e na divulgação de dados em tempo real.

B - O sistema de gestão não foi eficiente na organização e coordenação do enorme volume de investigação e recomendações. C - O sistema de gestão não foi eficiente na concessão de incentivos para a escolha da via mais inteligente para a saúde, e não apenas da ferramenta mais recente e frequentemente mais cara.

A falta de liderança médica impediu os médicos de prestarem os melhores cuidados aos seus doentes e limitou a sua capacidade de aprender e melhorar continuamente.

E-Todas as anteriores.

44-Qual das seguintes afirmações é verdadeira:

A-Os líderes médicos não podem liderar sem conhecimento.

B-O Dr. Luis Ignaro é um líder médico que partilhou o Prémio Nobel da Medicina com dois dos seus colegas pela sua investigação sobre o papel do óxido nítrico na redução das doenças cardíacas.

C-A investigação do Dr. Luis Ignaro e as suas descobertas podem mudar as práticas num sistema de saúde.

O Dr. Luís utilizou a nova informação que descobriu com os seus colegas na prevenção de doenças cardiovasculares, e o seu trabalho representou um avanço na prevenção de doenças cardíacas.

E-Nenhuma das anteriores.

F-Todas as anteriores.

45-Qual das seguintes afirmações é verdadeira:

A-Liderança médica tem tudo a ver com descobertas científicas.

A liderança da B-Medical tem tudo a ver com a introdução de descobertas e inovações nos cuidados de saúde e na prática.

Os líderes dos médicos C precisam de explorar primeiro o que inovar e não como inovar.

D-B e C.

E-Nenhuma das anteriores.

46-Qual das seguintes afirmações é <u>falsa</u>:

A-Liderança médica não se aprende.

B-A liderança médica pode ser aprendida através do estudo de modelos de medicina (os bons e os maus).

C- A liderança médica aprende-se com a experiência.

D-A liderança médica também pode ser aprendida através de um mentor.

E-Nenhuma das anteriores.

47-Os principais atributos dos líderes médicos incluem:

A - Conhecimentos médicos actualizados suficientes para definir uma visão realista.

B-Compreensão adequada dos conceitos de gestão, liderança e liderança no sector da saúde.

C-Conhecimento e sensibilização adequados para as questões de saúde actuais, locais e internacionais, e interação e resposta razoáveis a essas questões.

D-Todas as anteriores.

E-Nenhuma das anteriores.

48-Qual das seguintes afirmações é <u>falsa</u>:

R-Os conceitos de liderança médica e de liderança na área da saúde não são exatamente os mesmos conceitos de liderança em geral.

B-A liderança médica é um processo de influência social em que uma pessoa pode recrutar a ajuda e o apoio de outras para a realização de uma tarefa comum.

A liderança C pode ocorrer a vários níveis de uma organização, entre organizações ou em actividades baseadas em tarefas.

D-Todas as anteriores.

E-Nenhuma das anteriores.

49-Qual das seguintes afirmações é verdadeira:

A - A liderança médica e na área da saúde adopta muitos dos conceitos de liderança em geral, mas nem todas as ideias e pensamentos de liderança em geral são relevantes para a prática da liderança médica e na área da saúde. B - Praticar medicina é servir na qualidade de líder ou de membro de uma equipa em várias equipas simultaneamente, a qualquer momento e a muitos níveis.

C-Todas as anteriores.

D-Nenhuma das anteriores.

50-Qual das seguintes afirmações é verdadeira:

A - As competências de liderança podem ser aprendidas, desenvolvidas e aperfeiçoadas.

B-Todos os médicos actuam como líderes diariamente e todos os médicos devem ter algumas competências básicas de liderança. Alguns médicos são naturalmente melhores do que outros.

C-Todas as anteriores

D-Nenhuma das anteriores.

51-A influência da liderança médica é conseguida em grande parte através de:

A-Dar orientações

B - A contribuição para a mudança e as inovações.

C-Estabelecer a direção, definir a visão e as estratégias.

D-A e C.

E-Todas as anteriores.

52-Componentes comuns da liderança médica, da liderança nos cuidados de saúde e da liderança em geral incluem:

A-Vision.

B-Inspiração.

C-Motivação.

Mudança de liderança D.

E-A e C.

F-Todas as anteriores.

53 - As qualidades comuns da liderança médica, dos cuidados de saúde e da liderança em geral incluem

A-Gestão e tutoria.

B-Decisão, influência, contribuição e responsabilidade.

C-Comunicação, apoio e trabalho de equipa.

D-Todas as anteriores.

E-A e C.

F-Nenhuma das anteriores.

54-As caraterísticas práticas da liderança em geral incluem:

A-Visão

B-Comunicar a visão.

C-Trabalhar com os outros

D-Trust

E-Todas as anteriores.

F-Nenhuma das anteriores.

55-Os impactos primários de um conhecimento médico atualizado adequado incluem todos os seguintes aspectos, exceto:

A-Charisma.

B-Guia.

C-Capacidade de criar novas abordagens.

D-Alterar as expectativas e estabelecer novas esperanças específicas.

E- Todas as anteriores.

F-Nenhuma das anteriores.

56-As caraterísticas práticas da liderança em geral incluem todas as seguintes, exceto:

A-Liderança é importante para efetuar mudanças.

B-Liderança e gestão são quase a mesma coisa.

A liderança C tem como principal objetivo definir uma visão e motivar as pessoas a quererem alcançar essa visão.

D-Todas as anteriores.

E-A e C.

57-As caraterísticas dos líderes gerais relevantes para os líderes médicos incluem

A - Inovador e assume riscos quando necessário

B-Fazer o que é correto e inspirar os outros a segui-lo.

Entrada C-Seek

Pressupostos do desafio D

E-Todas as anteriores.

F-Nenhuma das anteriores.

58-As práticas de Liderança incluem:

A - Compreender a situação.

B-Reconhecer o que deve ser feito para melhorar a situação.

C-Motivar a equipa para tomar as medidas necessárias.

D-Documentar os resultados das acções empreendidas.

E-Todas as anteriores.

F-Nenhuma das anteriores.

59-Qual das seguintes afirmações é falsa:

A - Muitos dos conceitos, ideias, pensamentos e filosofia da liderança em geral não têm uma relação ou associação estreita com os conceitos e a prática da liderança médica.

B-Os gestores fazem as coisas corretas (que não são universalmente conhecidas pelos outros); os líderes fazem as coisas corretas (seguindo as leis e os regulamentos). C - A visão tradicional da liderança é conseguir que as pessoas façam o que precisa de ser feito.

A visão de D-Warren Bennis sobre a liderança "é conseguir que as pessoas queiram fazer o que tem de ser feito".

E- A e D.

F-Nenhuma das anteriores.

60-Qual das seguintes afirmações é <u>falsa</u>:

Os líderes médicos confiam no seu carisma para estabelecerem um modelo que represente os valores e as crenças que pretendem que os seus seguidores subscrevam.

Os líderes médicos B baseiam-se nas suas realizações e no seu êxito científico para estabelecerem um modelo a seguir por outros médicos.

C-Os líderes em geral constroem imagens positivas e exprimem ideias que apelam ideologicamente aos seguidores.

D-Os líderes médicos geralmente constroem imagens positivas e expressam ideias que são apoiadas por provas científicas, apelando assim logicamente a outros médicos.

E- A e D.

F-Nenhuma das anteriores.

61-Qual das seguintes afirmações é <u>falsa</u>:

Os líderes A, em geral, estabelecem expectativas elevadas e estão confiantes de que os seguidores podem alcançá-las; suscitam respostas emocionais nos seguidores relativamente à consecução dos objectivos.

B-Os líderes médicos estabelecem expectativas razoáveis e exequíveis, e a sua confiança em atingir os objectivos é o resultado de provas científicas e da experiência.

C- Todas as anteriores.

D- Nenhuma das anteriores.

62-Qual das seguintes afirmações é verdadeira:

A - Um conhecimento adequado do sistema de saúde e do ambiente médico e de liderança no sector da saúde é crucial para os líderes médicos e de cuidados de saúde.

B-Um sistema de cuidados de saúde é a organização de pessoas, instituições e recursos necessários para prestar serviços de cuidados de saúde que satisfaçam as necessidades de saúde das populações-alvo.

C-A Organização Mundial de Saúde definiu o sistema de saúde como um sistema constituído por todas as organizações, pessoas e acções cuja principal intenção é promover, restaurar ou manter a saúde.

D-Todas as anteriores.

E-Nenhuma das anteriores.

63-As principais componentes e a estrutura organizacional de um sistema de saúde incluem:

A-Fundadores.

B-Organismos de planeamento e coordenação.

C-Prestadores de cuidados de saúde.

D-Indústria e agências.

E-Todas as anteriores.

F-Nenhuma das anteriores.

64-As principais componentes e a estrutura organizacional do sistema de saúde iraquiano incluem

A- O governo é o principal financiador.

B- Ministério da Saúde do Iraque.

C-Agências como a Associação do Crescente Vermelho.

D-Todas as anteriores.

E-Nenhuma das anteriores.

65-Os objectivos dos sistemas de saúde incluem:

A-Saúde de boa qualidade para as populações.

B - Acesso universal e equitativo a cuidados de saúde razoáveis.

C-Consciência e capacidade de resposta às expectativas da população.

D-Todas as anteriores.

E-Nenhuma das anteriores.

F- A e C.

66-Os objectivos dos sistemas de saúde incluem todos os seguintes aspectos, exceto:

A-Processos de financiamento adequados e razoáveis.

B-Melhorar a longevidade da população.

C-Controlo dos custos dos cuidados de saúde a um nível acessível.

D-Utilização eficaz dos recursos.

E- A e C.

67-As funções dos sistemas de saúde incluem:

A-Prestação de serviços de cuidados de saúde.

B-Geração de recursos.

C-Financiamento.

D-Gestão.

E-Todas as anteriores.

F-A e C.

68-As caraterísticas desejadas dos sistemas de saúde incluem todas as seguintes, exceto:

A-Inequidade

B-Boa qualidade e eficácia

C-Inconsistência

Cobertura D

E-Aceitabilidade

F-A e C.

69-Qual das seguintes afirmações é verdadeira:

A - A gestão dos sistemas de saúde é geralmente efectuada através de um conjunto de políticas e planos aprovados principalmente pelo governo.

B-O artigo 31° da atual Constituição do Iraque estabelece que "todos os cidadãos têm direito a cuidados de saúde.

C- O artigo 31.° estabelece que "os particulares e as instituições podem construir hospitais, clínicas ou locais de tratamento sob o controlo do Estado.

A principal missão do Ministério da Saúde iraquiano é a prestação de serviços médicos e de saúde, incluindo serviços curativos e preventivos em qualquer altura, bem como a gestão dos recursos humanos no sector da saúde.

E- A e C.

F- Todas as anteriores.

A declaração de visão do Ministério da Saúde iraquiano inclui:

A-Melhoria dos serviços de saúde primários, secundários e terciários, com o objetivo de reduzir em 5% a morbilidade e a mortalidade das crianças com menos de 5 anos e de conseguir uma redução de 3% da mortalidade materna.

B-Reduzir a prevalência da subnutrição.

C-Expansão dos programas de reabilitação física e mental para deficientes.

D-Melhorar a disponibilidade de medicamentos e de equipamento médico.

E-Todas as anteriores.

F- A e C.

71-A principal causa de mortalidade no Iraque é:

A-Doenças cardiovasculares.

B-Acidentes cerebro-vasculares

C-Malignidade.

D-Diabetes.

E-Nenhuma das anteriores.

72-Os resultados dos sistemas de cuidados de saúde podem ser medidos através de:

A-Expectativa de vida (bruta e ajustada para morbilidade e incapacidades).

B- Indicadores específicos de mortalidade (mortalidade infantil, prematura e por doença).

C-Volume de consumo de cuidados de saúde.

D-Qualidade dos cuidados (admissões hospitalares evitáveis e taxas de mortalidade intra-hospitalar).

E- A e C.

F-Todas as anteriores.

73-As 3 principais causas de morte no mundo durante o período de 2000 a 2012 incluem todas as seguintes, exceto:

A-Doença cardíaca isquémica.

B-Diabetes.

C-Stroke.

D-Doença pulmonar obstrutiva crónica.

74-Nos finais do século XX, a gestão passou a ser constituída por ramos importantes para os médicos, nomeadamente

A-Gestão dos recursos humanos

B-Gestão estratégica

C-Gestão da mudança

D-Gestão financeira

E-Todas as anteriores.

F-A e C.

75- As práticas de liderança no sector da saúde incluem

A-Criar e partilhar uma visão que visa melhorar os serviços.

B-Engajar a equipa e inspirar um objetivo comum.

C-Desenvolvimento de capacidades, criação de responsabilidade e avaliação da informação.

D-Todas as anteriores.

E-Nenhuma das anteriores.

F- A e C.

CHAVE DE RESPOSTAS

1-C	26-C	51-E
2-D	27-A	52-F
3-E	28-A	53-D
4-D	29-C	54-E
5-D	30-B	55-A
6-E	31-B	56-B
7-D	32-C	57-E
8-B	33-A	58-E
9-C	34-C	59-B
10-D	35-B	60-A
11-E	36-C	61-D
12-C	37-C	62-D
13-E	38-A	63-E
14-E	39-A	64-D
15-E	40-A	65-D
16-E	41-E	66-B
17-F	42-C	67-E
18-E	43-E	68-F
19-F	44-F	69-F
20-E	45-D	70-E
21-B	46-A	71-A
22-C	47-D	72-F
23-B	48-B	73-B
24-A	49-C	74-E
25-B	50-C	75-D

BIBLIOGRAFIA

1-Al Mosawi AJ. Princípios de formação e desenvolvimento para médicos. LAP LAMBERT Academic Publishing GmbH& Co. KG, Saarbrücken, Alemanha 2014. ISBN: 978-3-659-53092-0.

2-Rosemary Harrison. Aprendizagem e Desenvolvimento. CIPD Publishing.

2005, pp. 5, ISBN 1-84398-050-9.

3-Patrick J. Montana e Bruce H. Charnov. Gestão da formação e do desenvolvimento. Barron's Educational Series.2000, pp. 225. (ISBN 0-76411276-7).

4-Thomas N. Garavan, Pat Costine, and Noreen Heraty .Training and Development: Concepts, Attitudes, and Issues. Formação e Desenvolvimento na Irlanda. Cengage Learning EMEA. 1995, pp. 1 (ISBN 1872853-92-7).

5-Al Mosawi AJ .Princípios de gestão para médicos .LAP LAMBERT Academic Publishing GmbH& Co. KG, Saarbrücken, Alemanha 2012. ISBN: 9783848405008.

6- Al Mosawi AJ. Liderança médica. LAP LAMBERT Academic Publishing GmbH& Co. KG, Saarbrücken, Alemanha 2012. ISBN: 9783848405008.

7- Al Mosawi AJ Sistema de cuidados de saúde no Iraque. LAP LAMBERT Academic Publishing GmbH& Co. KG, Saarbrücken, Alemanha 2012. ISBN: 978-3659-55533-6

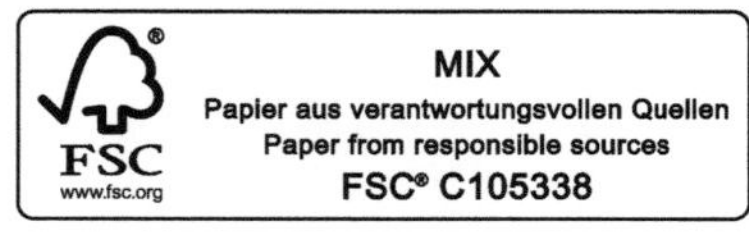

Printed by Books on Demand GmbH, Norderstedt / Germany